LE RÉGIME QUI FAIT DES MIRACLES EN CINQ JOURS

Ouvrage publié sous la direction
de Marianne Leconte

Adele Puhn

LE RÉGIME QUI FAIT DES MIRACLES EN CINQ JOURS

Traduit de l'américain
par Emmanuelle Farhi

JC Lattès

Titre original :
THE 5-DAY MIRACLE DIET
publié par
Ballantine Books,
a division of Random House, Inc., New York

Du plus profond de mon cœur, je dédie ce livre à mon ami le plus cher – Arthur, mon mari.

REMERCIEMENTS

Au cours des nombreuses années qu'il m'a fallu pour mettre au point cette méthode et écrire *Le Régime qui fait des miracles en cinq jours*, j'ai été très entourée, soutenue et aimée. Je suis particulièrement reconnaissante à mon mari, Arthur, dont l'appui, la confiance et l'amour constants m'ont accompagnée tout au long de l'élaboration de ce livre. Je le remercie de sa patience et de sa disponibilité lors de ces innombrables heures de relecture, de corrections et de discussions. Et par-dessus tout de sa présence à mes côtés depuis le début.

Tous mes remerciements à mes chers enfants, Bonnee et David, qui ont supporté mes premières années d'expérimentation, bien avant l'apparition de la *Nouvelle Nutrition*, et toutes mes excuses pour les vitamines qu'ils ont dû avaler, pour les fêtes sans cookies, pour les raisins secs et les biscuits au blé complet qui remplaçaient les délicieux gâteaux nappés de chocolat et de sucre glacé d'Halloween. Cela étant, aujourd'hui, je me sens récompensée d'avoir transmis cette conscience nutritionnelle, par le plaisir de voir Charlotte, ma petite-fille de trois ans, grignoter des carottes plutôt que des sucettes, et je sais que Lindsay et Jake, mes deux derniers petits-enfants, suivront le même chemin. J'aimerais aussi dire à mon gendre, Dany, et à ma bru, Melissa, combien j'ai apprécié leur amour, leur constant soutien et leur enthousiasme sincère. Je veux également exprimer toute ma sympathie à mes belles-filles, Alyson et Margot, pour tout ce temps passé à manger des légumes, au lieu des Big Macs et des spaghettis dont serait bien plus friand n'importe quel enfant.

Un remerciement tout particulier à mon agent, Wendy Weil, qui a su reconnaître la force de ma méthode et le potentiel du Programme de cinq jours avant même que le livre soit écrit. Son aide a constitué le premier pas dans la réalisation de cet ouvrage.

Je suis également reconnaissante à Karla Dougherty, dont l'aide et le talent d'écriture m'ont permis de transformer ce « livre dans ma tête » en une publication bien réelle. Sa capacité à donner à mes idées et à mes mots une forme cohérente et présentable a fait de cet ouvrage ce qu'il est.

Merci aux éditions Ballantine pour leur ardent soutien et particulièrement à la directrice de collection Joëlle Delbourgo, qui a su comprendre ma méthode et donner jour à ce livre. Mes sincères remerciements à Elizabeth Zachs, la directrice littéraire, qui m'a toujours épaulée avec enthousiasme. Merci aussi à toute l'équipe de Ballantine, dont les conseils et le talent ont permis de donner à cet ouvrage sa forme définitive ; à la présidente, Linda Grey, qui m'a offert son indispensable appui et à l'éditrice, Clare Ferraro, qui m'a apporté son réconfort chaque fois que j'en avais besoin ; à Kim Hovey et Jennifer Richards, chargées de la promotion ; à la directrice artistique Ruth Ross. Et à tous les merveilleux employés de Ballantine, dont l'enthousiasme constant a sans cesse alimenté mon énergie, merci !

Je veux exprimer ma profonde gratitude à ma chère amie Donna Gellman, qui a imaginé « les Quinze minutes d'étirements », pour ses encouragements, son soutien et le savoir-faire qu'elle a généreusement mis à ma disposition. Toute ma reconnaissance à Susanna Weiss, cette exceptionnelle entraîneuse sportive, pour tout le temps et l'énergie qu'elle a consacrés à la conception du chapitre sur l'exercice physique.

Une carrière réussie ne résulte pas des efforts d'un seul

individu. Tout au long de mon parcours, j'ai eu la chance de travailler avec des professionnels compétents et bienveillants. Je veux exprimer mon profond respect au Dr Evelyn Leigner, qui a supervisé mes recherches et qui continue de m'éclairer et de valoriser mon travail ; au Dr Charles Goodrich qui, très tôt, a reconnu l'intérêt de mon travail et m'a encouragée à l'époque où le corps médical n'y croyait pas ; au Dr Shari Leiberman, mon ami nutritionniste, qui m'a poussée à prendre le temps d'écrire, malgré mon emploi du temps très chargé ; et à Maria Schestopalow, ma secrétaire, qui, avec sa bonne humeur habituelle, a continué de faire tourner mon cabinet, malgré la masse de travail supplémentaire qu'entraînait l'écriture de ce livre. Je tiens également à remercier le Dr Richard Ash pour s'être montré si généreux de son temps et de son aide, les chiropracteurs Dr Nancy Brand et Dr Sally Brooke-Smith, et la masseuse Jane Factor, pour leur appui physique et émotionnel dans les moments les plus durs, ainsi que tout le personnel du Navona, mon restaurant préféré, pour ces merveilleux déjeuners qui m'ont permis de garder un taux de sucre équilibré et de rester concentrée sur l'écriture.

Un remerciement très spécial à mon avocat, Michael Rudell, qui m'a prouvé sa foi dans le Programme de cinq jours en me présentant à mon agent littéraire, ainsi qu'à Jo Sgammato et à Ponchitta Pierce, qui m'ont fait partager leur connaissance du monde de l'édition.

Je suis également particulièrement reconnaissante à mon frère et à ma belle-sœur, Marty et Mary Greene, pour leurs conseils enthousiastes, et aux amis qui ont pris le temps d'écouter mes idées et m'ont apporté leur aide et leurs suggestions durant toute l'élaboration de cet ouvrage : Ellie Dubin, Dr Susan Hans, Sandra Kronberg, R.D., C.N.S., Maxime Pines, Lenore Rauch, Ellie Rothchild, M.S.W. et Margery Weinroth. Merci aussi à ma belle-mère, Sydelle Prince, dont j'ai profondément apprécié le soutien affectueux.

Ces remerciements ne seraient pas complets ni même possibles, si j'omettais l'aide, les encouragements et le dévouement de mes nombreux patients. Cette méthode n'aurait jamais existé sans leur volonté d'explorer le nouveau et l'inconnu. Au cours de toutes ces années, ce sont leurs expériences qui m'ont permis de définir et redéfinir cette méthode pour lui donner sa forme actuelle. Je tiens à remercier chacun d'entre eux de m'avoir fourni le matériel nécessaire pour faire de ce programme *Le Régime qui fait des miracles en cinq jours*.

Comme au commencement d'un régime ou d'une activité physique quelconque, veuillez consulter votre médecin avant d'entreprendre le Programme de cinq jours particulièrement si vous êtes sous traitement régulier.

Les lignes directrices, informations et conseils présentés dans ce livre n'ont pas la prétention de remplacer les recommandations d'un professionnel de la médecine. Tout lecteur devrait d'abord consulter un médecin avant d'entreprendre ce régime amaigrissant, et tout particulièrement s'il a des antécédents médicaux. Il est également fortement suggéré, si l'on adopte cette méthode, de se faire suivre par un professionnel de la santé, tant que l'on continue à perdre du poids.

Les histoires relatées dans cet ouvrage s'inspirent d'expériences vécues par des patients. Toutefois leurs noms et signes particuliers ont été modifiés.

Sommaire

INTRODUCTION

Je suis née dans une boîte de gâteaux

Oubliez tout ce que vous savez des régimes. Déchirez tous vos tableaux alimentaires. Jetez vos biscuits allégés, vos bananes et toutes ces barres ou boîtes remplies de féculents qui remplacent vos petits déjeuners, déjeuners et dîners.

Et pendant que vous y êtes, rayez de votre vocabulaire les mots tels que volonté, motivation, fringale ou pulsion.

Vous êtes sur le point de commencer une nouvelle vie. Vous vous sentirez merveilleusement bien chaque jour – tout en perdant du poids.

Au fil de ce livre, vous découvrirez un programme alimentaire tellement novateur, passionnant et efficace que nous n'aurez plus jamais à faire de « régime ».

Confessions d'une gourmande sensuelle

Mon Programme de cinq jours n'est pas né accidentellement. L'idée ne m'est pas tombée du ciel en plein sommeil, et ce n'est pas du jour au lendemain que j'ai pu en faire profiter mes patients. Il m'a fallu vingt ans d'expériences, de tentatives, d'erreurs, de recherches, de tests, de réflexions, pour concevoir ce programme que je continue sans cesse, même aujourd'hui, de redéfinir et de réadapter à chaque situation et à chaque individu.

Tout a commencé à la maison, avec ma mère trop ronde et ses messages contradictoires. « Ne mange pas trop ou tu deviendras comme moi », me disait-elle en rentrant les bras chargés de délicieux cookies et de beignets tout chauds. Bien entendu, je n'avais aucune envie de suivre les traces de ma mère (ni de mon père diabétique), mais comment résister à la tentation de ces sachets de papier blanc, tout droit sortis de la pâtisserie ! Les gènes de la famille Greene (mon nom de jeune fille) avaient pris racine bien avant ma naissance et j'étais prédestinée à être une gourmande sensuelle. Je suis en quelque sorte née dans une boîte de gâteaux.

Je me suis mise à manger de bonne heure et je n'ai pas arrêté avant le bac.

Bien sûr, comme tout le monde, j'ai essayé des régimes, les uns après les autres. Les pilules amaigrissantes, les Weight Watchers, les méthodes Stillman, Atkins, Machin et Truc. J'ai tout testé un jour ou l'autre. J'ai même réussi à perdre du poids – un certain temps. Mais bien vite, ma gourmandise a anéanti ma volonté et mon obstination.

Il me fallait un gâteau.

Parfois, ce besoin était si fort que plus rien d'autre n'avait d'importance.

Ce gâteau représentait pour moi l'amour, le pouvoir, le contrôle et le bonheur.

Et je sais que je ne suis pas la seule.

Tout n'est qu'une question de chimie

– Par moments, il n'existait rien d'autre au monde que ce biscuit et moi. Il me le *fallait*.

– Quand je commence à manger des pâtes, je ne peux pas m'arrêter. Je suis capable d'avaler le paquet entier.

– Tous les après-midi, j'ai l'irrésistible envie d'une tablette de chocolat. Je dois en manger. Mais ça ne m'aide pas vraiment. Trois quarts d'heure plus tard, je tombe de sommeil et je suis prête à faire la sieste.

– Je ne sais pas, je n'arrive pas à me concentrer. Je suis déprimé. Je n'ai pas vraiment faim, mais j'ai envie de manger.

– J'ai tout essayé et je ne parviens toujours pas à perdre du poids.

Toutes ces phrases, ce sont mes patients qui les ont prononcées. Et je les ai sans doute moi-même dites un jour ou l'autre.

Une seconde ! Est-il vraiment impossible de perdre du poids et de ne pas le reprendre ? Doit-on se résigner à accepter son poids ? Ou ce sentiment d'apathie, de fatigue ou de dépression qui accompagne souvent nos kilos superflus ?

Je savais que mon besoin maladif de manger cachait bien autre chose que le syndrome « boîte de gâteaux » – surtout lorsque j'ai vu mon fils David afficher lui aussi ces comportements et fringales propres à l'état d'hypoglycémie. Il avait sept ans quand un médecin a diagnostiqué son hyperactivité. C'était un petit garçon brillant, dynamique et qui s'exprimait bien, mais incapable de tenir en place.

À l'époque, on commençait seulement à parler de la théorie du Dr Feingold, selon laquelle le sucre avait un lien de cause à effet avec l'hyperactivité. Comme je m'intéressais à la nutrition, j'ai consulté ses ouvrages. J'ai lu tout ce que je pouvais trouver sur le sujet. J'ai fait énormément de recherches et d'études de comportement ; après tout, il s'agissait de mon fils. Or, en observant David, j'ai remarqué que plus il mangeait de gâteaux, plus il en voulait. Et plus il absorbait de sucre, plus il devenait nerveux, dispersé et hyperactif. Lorsqu'il rentrait de chez un camarade, je savais immédiatement s'il avait pris des bonbons : il déboulait comme un fou dans la maison, criait, courait dans les escaliers, prêt à recevoir sa « dose » supplémentaire de sucre. Il trépignait et allait littéralement jusqu'à pleurer pour avoir un biscuit. De toute évidence, sa dépendance chimique était en pleine action. Je ne reconnaissais plus le petit garçon calme, vif et sain qui était sorti quelques heures auparavant, une belle pomme à la main, pour aller jouer.

Je voulais aider mon fils, mais sans avoir recours aux médicaments. J'avais constaté que s'il ne mangeait ni gâteaux ni bonbons, il était plus concentré. Son degré d'énergie était alors celui d'un enfant de sept ans tout à fait sain et normalement actif (et non hyperactif). Je savais qu'il devait y avoir un lien entre les sucres qu'il absorbait et son comportement. J'étais déterminée à en découvrir la nature exacte.

C'est pendant mes études de troisième cycle que j'ai disposé de tous les outils nécessaires pour trouver des réponses à mes questions. J'étais sûre qu'il existait une corrélation entre la glycémie (taux de sucre dans le sang), le besoin maladif de sucre et le comportement d'un individu. Cela n'a été qu'une question de temps avant que je découvre ce qui allait devenir ma mission – pour mon fils, pour moi-même et pour tous ceux qui pensent davantage à manger des gâteaux qu'à mener une existence pleine et constructive.

Tout en rédigeant ma maîtrise de science et biochimie, j'ai mis à profit ma fréquentation assidue des bibliothèques afin de découvrir pourquoi et comment un simple gâteau pouvait nous imposer sa loi.

Durant mes études, lors d'un stage dans une clinique holistique, j'ai été très intriguée par les médecines parallèles que pratiquaient les thérapeutes, ainsi que par l'utilisation des massages shiatsu, des vitamines et des tisanes, aujourd'hui devenue monnaie courante dans nos contrées. J'étais ouverte aux idées nouvelles – et j'étais assez lucide pour savoir que ce « démon gâteau » était trop puissant pour être seulement le fruit de notre pensée, même chez un enfant de sept ans.

Notre besoin maladif de sucreries devait avoir une origine physique. C'était comme une décharge, une poussée physiologique puissante et déchaînée contre laquelle on ne pouvait lutter. Je compris que notre envie irrépressible de sucreries – et la vôtre – était purement et simplement un besoin physique et que, telle la respiration ou l'instinct de survie, il fallait qu'elle ait le dessus.

C'est ainsi qu'est né, en 1979, au cours d'une session particulièrement tardive en bibliothèque, le Programme de cinq jours, un programme qui combine divers aliments de consistances variées, absorbés à différentes heures de la journée, pour agir sur notre corps et notre glycémie.

Aujourd'hui, seize ans plus tard, je suis diplômée de l'université de Bridgeport, où j'ai obtenu une maîtrise en biologie médicale et en nutrition clinique. J'ai également le titre de nutritionniste décerné par la faculté américaine de nutrition, une prestigieuse institution composée de médecins et de chercheurs spécialisés et dont le but est de faire progresser les recherches dans le domaine nutritionnel. J'ai donné des cours pour éveiller la conscience des consommateurs ainsi que des conférences auprès d'associations importantes telles que la Société américaine contre le cancer ou l'Appel juif unifié. Je consulte également en cabinet privé à Great Neck et à Manhattan, où je reçois des patients qui me sont envoyés par des médecins généralistes et spécialistes, des psychothérapeutes, des psychiatres et même par des restaurateurs.

Bref, j'ai fait le tour de la question et j'ai appris certaines vérités essentielles.

Perdre du poids de façon durable, cela n'a rien à voir avec la volonté.

Cela n'a rien à voir avec la privation.

Cela n'a rien à voir avec les produits allégés, qu'il s'agisse de biscuits, de viandes, de sauces, de fromages...

Cela n'a rien à voir avec une quelconque victoire sur les cellules graisseuses qui, telle la fleur du film *La Petite boutique des horreurs*, nous harcèleraient sans cesse en nous criant : « Nourris-moi ! »

Et, chez la plupart des gens, cela n'a rien à voir avec le petit pain que l'on a avalé pour le déjeuner.

Perdre du poids et rester mince dépend en grande partie de la stabilité du taux de sucre dans le sang.

Pour être plus précise, il faut *éviter l'hypoglycémie et générer en soi une glycémie équilibrée.*

Rien n'est plus agréable que le bien-être, l'énergie et la vitalité engendrés par une glycémie équilibrée, sans parler du plaisir de perdre du poids

Beaucoup d'entre nous vivent avec un taux de sucre régulièrement trop bas. Il est possible qu'un test de tolérance au glucose ne le montre pas, cela ne change rien au fait que, très souvent, vous êtes en hypoglycémie. La façon dont vous vous nourrissez, le type d'aliments que vous absorbez et l'heure à laquelle vous mangez constituent des facteurs déterminants, entraînant une hausse ou une baisse de votre glycémie, tout au long de la journée. D'ailleurs, une analyse de votre sang sur une période de vingt-quatre heures mettrait en évidence ces fluctuations qui génèrent les symptômes de l'hypoglycémie.

Évitez à votre corps les taux de sucre trop bas et vous perdrez vos besoins maladifs de féculents, de sucreries, d'alcool, de caféine et de graisse. Vous aurez une énergie que jamais vous n'auriez pu soupçonner et vous connaîtrez une faculté de concentration et un bien-être que vous n'auriez jamais crus possibles.

En réalité, 75 % des raisons pour lesquelles vous n'arrivez pas à perdre du poids sont physiologiques. C'est l'hypoglycémie qui engendre ces constantes fringales.

Les 25 % restants constituent ce que j'appelle *la tête de lard*, à savoir tous les comportements, sentiments et rouages psychologiques qui, combinés à l'hypoglycémie, alimentent vos excès de poids.

Écoutez plutôt cette histoire.

Le comptable et le gâteau au chocolat

L'un de mes patients, un comptable approchant de la soixantaine, se rendait à une réunion familiale pour le week-end. Au cours de la séance précédente, alors que nous parlions de cette épreuve à venir, il se montra résolu à ne pas dévier d'un iota des préceptes préconisés par le Programme de cinq jours. Il avait déjà perdu onze kilos et son taux de sucre était excellent. Il était impatient d'atteindre le poids idéal qu'il s'était fixé et désirait tout bonnement être « parfait ». Je lui ai fortement conseillé de se détendre, d'apprécier la fête et même de s'autoriser quelques petits extra. Comme tous mes patients, il savait que s'il décidait de s'accorder un petit plus par rapport au régime de base, cela ne posait aucun problème (d'ailleurs c'est impératif au moins une fois par semaine, à condition que ce soit pour quelque chose de *sublime*, quelque chose que vous *adorez*, que vous désirez par-dessus tout). Mais malgré mon insistance, mon patient secoua la tête en signe de protestation : il était déterminé à atteindre son objectif le plus rapidement possible.

Il était mûr pour le sabotage. Dès qu'il passa la porte, toute sa famille poussa de grands « ooh ! » et « aah ! » devant sa perte de poids. Sa tante préférée l'accueillit les bras ouverts. « Te voilà ! Tu es superbe ! Devine quoi : je t'ai préparé ton gâteau au chocolat favori. »

Il n'a pas pris le temps de réfléchir. Il n'y avait pas d'issue. En fait, comme il ne s'était pas préparé à faire un extra, il ne savait absolument pas comment affronter sa tante et son gâteau. Il n'avait prévu aucune stratégie. Il n'avait pas envisagé les situations qui pouvaient se présenter. Moralité : il n'a pas seulement mangé une part de gâteau, mais trois, et sans être capable d'en apprécier la moindre bouchée. Chaque morceau qu'il avalait le remplissait de rage – contre sa tante et contre lui-même. D'abord, il ne l'aimait même pas, ce gâteau au chocolat ! C'était un mythe entretenu par sa famille pour rassurer sa tante sur l'amour qu'on lui portait !

L'inévitable culpabilité qui suivit la dernière bouchée finit de sceller son destin. Il rentra chez lui et continua de manger. Il mangea toute la semaine. C'était un cercle vicieux. Plus son taux de sucre était bas, plus il avait envie de sucreries – de n'importe quoi, pourvu que son besoin soit assouvi. Plus il consommait de bonbons, plus son taux de sucre était mauvais. Pis encore, plus il mangeait, plus il se sentait « gros, laid et répugnant ». Résultat : il continua de manger jusqu'à devenir effectivement cet homme « gros, laid et répugnant ». Il était pris dans l'engrenage – comme nous l'avions été, mon fils et moi, et comme vous l'êtes probablement aujourd'hui.

Le Programme de cinq jours changera tout cela.

Qu'on le qualifie de merveilleux ou de miraculeux, peu importe. En tout cas, voici...

Le seul livre de régime dont vous aurez besoin – ou envie – désormais

En lisant *Le Régime qui fait des miracles en cinq jours*, vous vous apercevrez qu'au fil des pages tout le travail a été fait pour vous. Calculs, recherches, expériences, analyses ont été méticuleusement combinés pour rendre ce programme simple et facile à suivre. Il ne vous reste qu'à appliquer le Programme de cinq jours et vous serez débarrassé de ces besoins maladifs qui vous poussent à trop manger. Une fois que vous vous serez délesté des facteurs physiologiques, qui constituent 75 % de votre problème, je vous expliquerai comment traiter les 25 % restants, c'est-à-dire comment faire taire votre *tête de lard*. Je vous donnerai des conseils et des stratégies pour résister aux saboteurs : votre entourage, votre famille, vos amis et vous-même, particulièrement cette tendance à « avaler vos sentiments », si évidente chez le comptable, avec son gâteau au chocolat, et que l'on retrouve chez la plupart d'entre nous. Un test, spécialement conçu à cet effet, vous permettra de déterminer si vous appartenez à la catégorie des glucido-dépendants et je vous montrerai quelles modifications vous pouvez apporter à ce programme, afin de *vous sevrer des glucides* sans provoquer de sentiment de privation.

C'est par l'action que vous verrez les résultats. Suivez le

Programme de cinq jours et vous constaterez que votre corps éprouve de moins en moins ces besoins de sucreries, de féculents ou de vin. Vous saurez quand et comment manger du gâteau.

Vous avez enfin la possibilité de contrôler votre corps, au lieu de le laisser vous contrôler.

UNE MÉTHODE PRÉVENTIVE :
MOINS DE KILOS ET MOINS D'HYPERTENSION

Chaque kilo de moins entraîne une baisse de tension d'un millimètre de mercure.

Histoire d'une patiente

Je me rappelle le jour où Ellie est entrée dans mon cabinet pour la première fois. C'était le printemps. Le soleil filtrait à travers les rideaux de ma fenêtre ouverte et une brise légère faisait voleter les papiers sur mon bureau. Les trois patients que j'avais vus avant elle débordaient d'optimisme. C'était inévitable. Par une si belle journée, le seul fait de sortir les avait mis en joie.

Je n'avais que brièvement parlé avec Ellie au téléphone, quelques jours avant notre rendez-vous. Elle m'avait été envoyée par un patient, l'un de ses collègues travaillant dans la firme pharmaceutique où elle était comptable. Le problème d'Ellie, je le connaissais bien : je l'avais maintes fois entendu lors de mes consultations. Elle perdait et reprenait régulièrement les mêmes dix kilos. Elle ne parvenait pas à se maintenir à un poids stable et satisfaisant. Ayant à présent atteint la quarantaine, elle stagnait – ou grossissait. Qui plus est, son taux de cholestérol et sa tension augmentaient au point de devenir inquiétants.

Elle était enveloppée mais néanmoins séduisante. Elle

avait atteint une certaine réussite professionnelle et financière. Elle était mère d'une petite fille de neuf ans née d'un premier mariage, avait une liaison régulière et fréquentait un large cercle d'amis. Elle n'avait apparemment aucune raison d'être déprimée et pourtant elle l'était bel et bien, et même davantage : elle se sentait léthargique, désorientée et pleine de haine à l'égard d'elle-même. Pourquoi était-elle incapable de perdre du poids ?

Au cours de la première séance, nous avons commencé à faire connaissance. Nous avons passé en revue ses comportements alimentaires : les jus d'orange et les céréales qu'elle prenait toujours au petit déjeuner, les pâtes qu'elle mangeait à midi et les bananes et yaourts glacés allégés qui constituaient ses en-cas de la journée. Elle allait devoir changer ses habitudes, et vite ! Je lui ai prescrit sur-le-champ le Programme de cinq jours. Les mois suivants, nous avons modifié le programme en fonction de ses besoins – comme vous apprendrez à le faire dans ce livre. Au début, comme certains autres patients, elle se montra sceptique : « Comment ? Ce n'est que ça ? C'est tout ce que j'ai à faire ? »

J'ai acquiescé : « Faites-moi confiance. »

Et c'est ce qu'elle a fait. En cinq mois, elle avait perdu dix-sept kilos et demi. Elle se sentait merveilleusement bien. Elle avait plus d'énergie que jamais. Son cholestérol et sa tension s'étaient stabilisés et elle était superbe.

À présent, c'est à vous que je le dis : faites-moi confiance. Lisez ce livre et vous apprendrez, comme Ellie et mes autres patients, à connaître et contrôler les besoins physiologiques de votre corps ainsi que le sabotage dont votre esprit est l'artisan. Vous aussi, vous pouvez commencer votre voyage vers une vie plus saine et plus heureuse.

Une anecdote à l'intention de mes patients

Quelques années après avoir eu l'idée de ce qui allait devenir le Programme de cinq jours, je me trouvais dans une soirée chez une amie. Les invités étaient nombreux et de tous âges : grands-parents, amis, parents, enfants, adolescents, bambins, il y avait même deux chiens. Mon amie avait eu son premier enfant huit mois auparavant, une fille, qui apprenait tout juste à se mettre debout. La petite était là, au milieu du salon, entourée d'adultes, assis dans des canapés ou des fauteuils, qui mangeaient (bien sûr !), buvaient et riaient. Elle se dressa sur ses jambes... et retomba aussitôt sur les fesses, avec plus de peur que de mal.

Elle se mit naturellement à pleurer à chaudes larmes. Immédiatement, son père se précipita vers elle et, avec l'habileté d'un joueur de tennis chevronné exécutant un superbe service, il la souleva d'une main, tout en attrapant un biscuit de l'autre.

La petite cessa de pleurer.

En une fraction de seconde, elle avait appris quatre choses sur la vie :

– Ce n'est pas bien de pleurer. Les émotions sont affolantes et il vaut mieux les effacer le plus vite possible.

– Toute émotion, qu'il s'agisse de souffrance ou de joie, et quelle que soit sa durée ou son intensité, est une chose qu'il faut éviter.

– Il vaut mieux masquer ses sentiments profonds par de la nourriture plutôt que d'apprendre à les gérer comme il convient, c'est-à-dire s'autoriser à les ressentir.

– Bref, au lieu de vivre vos sentiments, avalez-les.

« Prends un gâteau et tout ira bien. » Tel est le message que ce père venait implicitement de transmettre à sa petite fille. Plutôt que de lui donner un biscuit, il aurait pu la prendre dans ses bras et lui caresser les cheveux. Sa douleur se serait dissipée d'elle-même et elle aurait fini par arrêter de pleurer. Mais non : à huit mois seulement, elle avait déjà appris à avaler ses sentiments au lieu de les vivre. En un instant, le piège chimique s'était enclenché, avec le déclic du besoin physiologique lié à l'influx de sucre – et ce mécanisme resterait en action bien après cet incident.

Cela ne vous rappelle-t-il pas quelque chose ?

Un programme efficace

Au cours des dix-huit dernières années, je n'ai absolument rien fait pour promouvoir mon image ni mon régime. Je n'ai pas d'attaché de presse. Je n'ai pas fait appel aux journalistes de magazines ou de radio. Je n'ai fait que donner des conférences aux associations locales qui me l'ont demandé et répondre aux journaux qui ont cité mon nom. Rien de plus. Pourtant, dans mon cabinet de Manhattan ou de Long Island, je reçois chaque semaine entre soixante-cinq et quatre-vingt-cinq personnes, se recommandant de gens que je n'ai jamais sollicités : patients, médecins, thérapeutes et autres professionnels de la santé. Des milliers d'hommes et de femmes, de toutes conditions sociales et de toutes régions, viennent me voir ou me téléphonent de loin.

Pourquoi ?

Parce que la méthode que je préconise fonctionne. Mes patients sont enthousiastes vis-à-vis de ce programme et n'hésitent pas à me le dire. Je ne compte plus les témoignages de gratitude que j'ai pu recevoir : « Je ne sais pas comment je pouvais vivre avant », « Vous m'avez sauvé la vie », « Vous avez bouleversé mon existence », ou simplement « Merci, merci, merci ». Sans parler de tous ceux qui m'ont serrée dans leurs bras ou embrassée de joie.

Une grande partie de mes patients sont des personnalités en vue – dirigeants des plus grandes firmes du pays, acteurs, sportifs, célébrités –, mais ils peuvent tout aussi bien être votre voisin.

Je n'avais, jusqu'à présent, pas eu le temps d'écrire un livre sur mon régime. Mais mes patients m'ont tellement suppliée de publier mes idées qu'il m'était devenu impossible d'ignorer leurs requêtes. Si j'ai pu les aider, je peux vous aider, vous aussi.

Le Programme de cinq jours : une méthode révolutionnaire

En résumé, le Programme de cinq jours se base sur le contrôle des besoins physiologiques qui vous poussent à interrompre vos régimes, à tricher et à perdre de vue l'objectif – le poids idéal – que vous vous êtes fixé.

Ce n'est pas compliqué, c'est un programme facile à suivre et à pratiquer en toute circonstance, que ce soit dans vos voyages, vos distractions, vos sorties au restaurant ou chez vous. Il vous permettra de traverser sereinement les fêtes, mariages, communions et même les vicissitudes de la vie qui vous donnent envie de vous jeter sur ce pot de crème glacée, aussi politiquement incorrect soit-il, et de ne plus vous en décrocher.

Tout est là, dans ce livre. Et étape après étape, je vous accompagnerai, vous conseillerai, vous informerai, vous éclairerai et vous ferai même rire.

Vous découvrirez le fonctionnement de votre corps et l'importance déterminante de votre taux de sucre. Vous comprendrez pourquoi mon régime est si différent de tout ce que vous avez essayé auparavant. Vous apprendrez également à gérer les facteurs psychologiques liés à votre programme alimentaire – à reconnaître en vous cette *tête de lard* qui se manifeste dans vos besoins et vos désirs.

Vous verrez qu'il est possible d'intégrer, dans votre quotidien déjà chargé, un exercice physique régulier, et de réaliser avec facilité de délicieuses recettes, à base de légumes, qui feront le plaisir de toute votre famille.

Imaginez : finis les besoins maladifs, les sautes d'humeur, les envies de sieste au milieu de la journée. Le Programme de cinq jours vous apportera :

– une santé robuste,
– une perte de poids constante et durable à long terme,
– une énergie inépuisable,
– un incroyable bien-être.

Comme me le disait récemment Ellie : « J'ai attendu cela toute ma vie. Je n'arrive pas à croire que je me sente si bien. »

À présent, vous n'avez plus besoin de vous déplacer jusqu'à mon cabinet. Vous n'avez qu'à tourner cette page. Votre tour est venu et je suis là pour vous aider. Que vous ayez quinze ou cinquante ans, que vous soyez une femme mûre ou un jeune homme, un chef d'entreprise ou une ménagère, un petit épargnant ou un gros dépensier, ce régime marchera pour vous.

Cela a peut-être l'air d'un miracle, mais ce n'en est pas un.

C'est un fait établi.

Alors, au travail !

FORMULE DE LA RÉUSSITE

Adhésion au programme = Suppression des besoins maladifs + Suppression des privations psychologiques = Alimentation raisonnable = RÉUSSITE !

CHAPITRE 1

Brisons quelques mythes

> *Si j'avais su cela au lycée, qui sait ? Je serais peut-être devenue chercheuse à la NASA.*
>
> Lisa, une enseignante de trente-deux ans.

Pendant que j'étudiais les facteurs métaboliques, les réactions biochimiques et la constitution des aliments pour ma maîtrise, j'expérimentais également les régimes de façon indépendante – et cela, pour une excellente raison. Comme je vous l'ai déjà dit, les « gènes de la famille Greene » étaient toujours prêts à l'attaque, résolus à me faire grossir. Ou bien j'avais dix à quinze kilos de trop, ou je voulais perdre encore deux ou trois kilos, ou même, quand j'étais mince, je devais lutter pour ne pas reprendre de poids. Dans ma quête du régime parfait, de la méthode idéale, de la perte de poids définitive, j'ai été confrontée à bien des idées reçues, qui se sont révélées complètement fausses, voire néfastes pour un amaigrissement harmonieux.

Avant d'entreprendre le Programme de cinq jours, examinons vos connaissances sur les régimes, et plus particulièrement ces mythes incontournables dont on vous a abreuvé depuis tellement longtemps.

Testez vos connaissances

Prenez quelques minutes pour faire ce test et voir ce que vous savez des régimes et des aliments. Vous apprendrez ainsi à déterminer ce qui est bon ou mauvais, ce qui est sain ou dangereux, et à distinguer les régimes que vous avez déjà essayés de celui que vous êtes sur le point de commencer. Je vous garantis quelques surprises !

VRAI OU FAUX

1. Vous devez vous priver pour perdre du poids.
2. Dans tout régime, la motivation est la clé de la réussite.
3. Si vous craquez, prenez au moins des produits allégés.
4. Tout régime implique des paliers.
5. Pour maigrir sainement, respectez la pyramide alimentaire.
6. Bananes, yaourts et biscottes sont les aliments idéaux d'un régime.
7. Les premiers kilos perdus ne comptent pas : ce n'est que de l'eau.
8. Consommez un maximum de produits sans sucre.

Vous avez répondu « vrai » pour l'une de ces affirmations ? Eh bien, croyez-le ou non, tous ces principes sont *faux*, sans exception. Examinons en détail chacun de ces mythes.

Mythe incontournable n° 1 :
Vous devez vous priver pour perdre du poids.

Ce principe, nous le connaissons tous. Il englobe les méthodes « fromage blanc et salade », « eau et poisson bouilli » et bien sûr « un sachet au petit déjeuner, un sachet au déjeuner et un repas raisonnable au dîner ».

Mais raisonnable, ça veut dire quoi ? Après avoir

absorbé des mixtures liquides pendant une journée entière, un repas raisonnable, ce sera tout ce que vous pouvez avaler en moins de cinq minutes, et de préférence des choses bien bourratives, bien grasses et bien sucrées.

Même si d'innombrables programmes préconisent de manger un gâteau si cela vous fait plaisir, sournoisement, dans votre for intérieur, le doute s'insinue : pour qu'un régime marche, il faut faire des sacrifices.

Je le sais. Moi-même, je suis longtemps tombée dans le panneau. Le fait est que tous les autres régimes impliquent la privation. La motivation peut vous mener jusqu'à une certaine limite, mais pas plus. Finalement, vous ne résisterez pas à cette part de gâteau, ce paquet de biscuits ou ce cheeseburger.

Avec le Programme de cinq jours, fini tout cela ! Ma méthode remonte à la source du problème, à savoir le mécanisme biologique de nos fringales, autrement dit les déséquilibres chimiques et hormonaux qui entraînent ce sentiment de privation et l'échec de toutes les tentatives de maigrir. Vous apprendrez à contrôler les inévitables frustrations physiques et émotionnelles générées par les autres régimes. Dans mon programme, il n'y a pas d'aliments « pestiférés ». Au contraire, j'*insiste* même pour que vous mangiez quelque chose que vous adorez une ou deux fois par semaine !

Même à notre époque, malgré notre conscience accrue des principes de santé, plus de la moitié de l'alimentation d'un Américain est constituée de calories inutiles : sucres, alcools et graisses.

Mythe incontournable n° 2 :

Dans tout régime, la motivation est la clé de la réussite.

Ce mythe est très proche de l'idée de privation, mais il va plus loin. Vous ne devez pas seulement surmonter les sentiments de frustration infligés par les régimes. Lorsque vous n'en pouvez plus de serrer les poings et les dents et que vous craquez, vous vous sentez coupable :

– Encore un échec !

– Je ne suis pas assez fort.

– Soyons lucide : je ne peux pas perdre de poids.

Vous connaissez cela, n'est-ce pas ? Ces phrases, tout le monde les a dites un jour ou l'autre – moi y compris. Or il faut savoir que la motivation, l'inspiration, la volonté peuvent vous mener jusqu'à un certain point, mais pas au-delà. Ce n'est pas uniquement une lutte de l'esprit contre la matière. Il s'agit d'un phénomène physique, d'une réaction de votre métabolisme qui *exige* de manger. La question est : comment combattre une force aussi puissante ?

En fait, la volonté ne représente qu'un facteur mineur dans un régime amaigrissant réussi. Une fois que vous saurez contrôler votre propre chimie, vous n'éprouverez plus ces pulsions physiologiques qui anéantissent votre motivation, si forte soit-elle. Vous serez rempli de santé et de vitalité. Vous passerez des journées entières sans même penser à ce que vous ne mangez pas.

Mythe incontournable n° 3 :

Si vous craquez, prenez au moins des produits allégés.

L'une de mes patientes, Bonnee, suivait mon programme à la lettre. Elle faisait tout bien, sauf une chose. Lorsque je lui ai autorisé les vinaigrettes, elle choisissait celles sans matières grasses. Elle prenait du pain complet – allégé bien sûr. Quant à son extra hebdomadaire, c'était une glace au yaourt allégée, des brownies allégés ou des biscuits sans matières grasses.

Au bout de quelques semaines de produits allégés, elle commença à reprendre le poids qu'elle avait perdu. Pis encore, ses fringales étaient redevenues aussi fortes qu'avant mon programme.

Lorsque je m'aperçus de ce qu'elle faisait, je compris exactement son problème : plus Bonnee consommait de produits allégés, moins elle appréciait ce qu'elle mangeait.

Savez-vous pourquoi les biscuits, glaces, yaourts allégés remplissent les étagères de nos supermarchés ? Simplement parce que ça se vend bien. Selon un article récent paru dans le *Newsweek*, en 1994, les ventes de biscuits allégés dépassaient celles des marques les plus populaires. Les gens gobent ce mythe avec un esprit de revanche. Si un produit est sans matières grasses, il doit être bon – et peu calorique.

Malheureusement, beaucoup découvrent, comme Bonnee, que tout cela n'est qu'une vaste supercherie. En fait, ce qui donne toute sa saveur à un biscuit, à un gâteau, à une sauce, à une salade du chef, c'est la graisse. Si on la supprime, il faut la remplacer par autre chose pour satisfaire vos papilles. Généralement, cette autre chose, c'est du sucre. Regardez l'étiquette d'une vinaigrette allégée chez votre épicier. Le sucre (ou l'un de ses dérivés, tels que le maltose, le sucrose ou le fructose) a sûrement pris la place de la graisse. Ce sucre provoque chez nous un déséquilibre chimique et donc des fringales : nous finissons par dévorer la boîte entière de biscuits allégés – qui ne sont plus aussi hypocaloriques que cela !

Dans ma méthode, une petite quantité de graisse est nécessaire. Vous en avez *besoin*. Votre corps ne peut pas fabriquer suffisamment d'acides gras essentiels, indispensables pour une santé harmonieuse, une bonne digestion, des ongles résistants et une peau de bébé. Avec mon programme, vos fringales disparaîtront en une semaine ; vous cesserez donc de manger trop de graisses. Une ou deux fois par semaine, vous passerez devant le rayon « allégé » sans vous arrêter et vous entrerez dans le premier troquet pour commander un sandwich au fromage ou une délicieuse pâtisserie – parce que vous le pourrez.

AVEZ-VOUS LA PHOBIE DES GRAISSES ?

Si vous consommez excessivement une bonne chose, vous pouvez alors en avoir la phobie. Surveiller les graisses, c'est sain. Mais les éliminer totalement de votre alimentation, en avoir l'obsession et passer votre vie à lire les étiquettes, ça ne l'est plus. Lisez ces affirmations pour savoir si vous avez la phobie des graisses.

Vous recherchez toujours le mot *allégé* sur les emballages de produits laitiers, sauces et autres.

Vous demandez toujours à votre médecin de mesurer votre masse grasse.

Vous ne mangez pas de légumes au restaurant, parce qu'ils sont rissolés dans un peu d'huile.

Même si vous l'avez explicitement demandé au serveur lors de la commande, vous ne croyez pas que le plat qu'on vous apporte est « sans matières grasses ».

Vous n'avez pas touché à un « vrai » biscuit depuis plus de six mois.

Si un restaurant n'a pas de lait écrémé, vous ne prenez pas de café... et vous n'envisagerez jamais de boire un cappuccino (qui ne contient que trente calories).

Vous mangez toujours du poisson grillé et sec – même si vous détestez cela.

Si l'une de ces affirmations s'applique à vous, il vous faudrait peut-être examiner de plus près votre relation aux graisses.

Mythe incontournable n° 4 :
Tout régime implique des paliers.

C'était toujours pareil. Melissa commençait un régime, perdait un kilo par semaine et soudain, comme on pile devant un immense panneau « Stop », elle s'arrêtait de maigrir. Les diététiciens qu'elle consultait lui disaient tous la même chose :

– Vous avez atteint un palier. Continuez et vous recommencerez à perdre du poids.

– Réduisez les calories et vous maigrirez de nouveau (alors que Melissa n'absorbait déjà que 1 100 calories par jour !).

– Faites plus d'exercice et vos kilos fondront (Melissa passait une heure et demie par jour sur son tapis de marche !).

Ce « palier » anéantissait sa motivation qui, au bout de

quelques semaines, s'était déjà transformée en acharnement. Melissa se sentait remplie de dégoût et de frustration. Elle ne savait plus comment recommencer à maigrir. Et elle abandonnait son régime – une fois de plus.

Cette notion de palier est longtemps restée un mystère, un mot magique pour désigner ces moments de stagnation. Mais en réalité, il n'existe pas de palier. Si vous suivez mon programme alimentaire et physique, si votre métabolisme est chimiquement équilibré, votre poids continuera de baisser, lentement mais sûrement.

Bien sûr, votre poids peut subir des fluctuations de cinq cents grammes, de un kilo, voire même de un kilo et demi. Mais on doit s'y attendre. Le muscle est plus lourd que la graisse et lorsque vous commencez à faire de l'exercice (une composante importante de mon programme), il est possible que votre poids augmente un tout petit peu. En outre, votre corps a besoin de quelques semaines pour s'adapter à votre nouvelle manière, plus saine, de vivre.

Mais ces fluctuations ne sont pas des paliers. Et à long terme, votre régime alimentaire et votre gymnastique quotidienne déclencheront votre métabolisme. Vous saurez quand faire davantage d'exercice pour brûler un excès de calories, et quand lâcher du lest si vous maigrissez trop vite.

Je ne crois pas au terme *palier*. Il n'existe pas dans le Programme de cinq jours. Ce type de barrière ou d'obstacle en est formellement banni.

Lorsque Melissa a cessé de perdre du poids pendant plusieurs semaines, nous avons examiné ensemble ce qu'elle avait mangé. Il s'avéra qu'elle était allée trois fois dans un restaurant japonais, qu'elle consommait des aliments peu caloriques mais très chargés en sodium – ce qui entraînait de la rétention d'eau. Ajoutez à cela le fait que son travail l'avait empêchée quatre fois d'aller à la gym ! Pas besoin d'être Sherlock Holmes pour résoudre le « mystère du palier ». Il a suffi d'une petite analyse et d'une mise au point – reprendre la gym et éviter les aliments salés – pour que Melissa recommence à maigrir.

Je le répète : il n'existe pas de paliers dans le Programme

de cinq jours. Si vous ne perdez pas de poids pendant plusieurs semaines consécutives, c'est qu'il y a une raison. Et cette raison, vous pouvez l'identifier : il ne s'agit pas d'un mystérieux palier magique. Avec ma méthode, *vous vous prenez en charge*. Alors vous saurez quoi faire. Je vous le promets.

Mythe incontournable n° 5 :
Pour maigrir sainement, respectez la pyramide alimentaire.

Dans le monde de la diététique, la pyramide alimentaire des hydrates de carbone est la dernière fureur. Selon l'Association américaine du cœur, l'Association américaine de diététique et l'Association américaine du diabète, notre alimentation quotidienne devrait comporter 60 % d'hydrates de carbone. Puis, par quantités décroissantes, des légumes, des fruits, des protéines et des laitages, et enfin, au sommet de la pyramide, 20 à 30 % seulement de graisses.

C'est très bien, tout ça. En théorie, cela représente une alimentation saine. Mais ces tableaux ne précisent pas quelles *sortes* d'hydrates de carbone, de légumes ou de fruits manger. Et si vous êtes insulinorésistant, c'est-à-dire dépendant des glucides, cette pyramide alimentaire peut véritablement s'avérer dangereuse pour votre santé. Une étude, faite à la faculté de médecine de l'université de Stanford, démontre qu'un régime chargé en hydrates de carbone peut entraîner une hausse des triglycérides et une baisse du « bon » cholestérol (H.D.L.) chez les insulinorésistants. Or ces personnes ont souvent une tension élevée et deviennent diabétiques en vieillissant. Le Dr George Raven, de l'université de Stanford, appelle ce phénomène le syndrome X, qui constitue un facteur de risque cardio-vasculaire important.

Si l'on réduit la quantité d'insuline produite par le corps, on réduit du même coup sa production d'icosanoïdes, les hormones qui régissent la fabrication d'insuline. Je parlerai plus tard du rôle de l'insuline dans le Programme de cinq jours (chapitre 2) ainsi que de la dépendance aux hydrates de carbone (chapitre 7). Pour l'instant, admettons que la pyramide alimentaire actuelle est très acceptable, mais qu'elle contient certains éléments qui la rendent discutable.

Voyons la pyramide ci-dessous. Les groupes représentés ainsi que les rations sont tout à fait corrects. Mais examinons de près les dessins à l'intérieur de chaque catégorie :

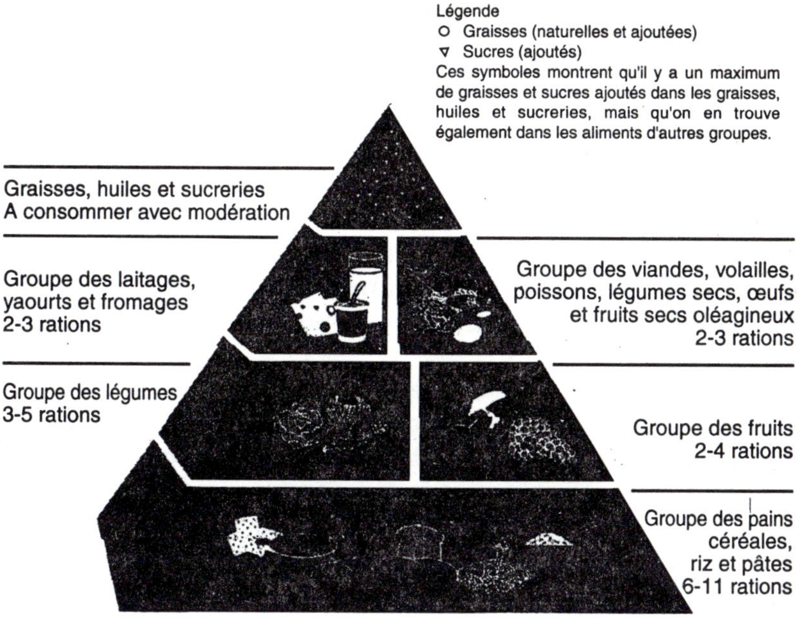

Source : Ministère de l'Agriculture / Ministère de la Santé (États-Unis)

Hydrates de carbone : un croissant contient près de 80 % de matières grasses, et les pains blancs et gressins entraînent de l'hypoglycémie et des fringales.

Légumes : les pois, maïs et courges sont des féculents. Ils peuvent également provoquer de l'hypoglycémie. Les gens consomment beaucoup ces légumes, car ils ignorent que d'autres, tout aussi nutritifs et chargés en fibres, sont à la fois moins caloriques et meilleurs pour parvenir à un taux de sucre équilibré.

Fruits : bien sûr, les bananes, pamplemousses et melons sont délicieux et pleins de vitamines. Mais ils sont aussi naturellement pleins de sucre et peuvent entraîner une glycémie déséquilibrée ainsi que de constantes fringales. Certains autres fruits sont meilleurs pour maigrir et éviter les envies trop fortes.

Laitages : On trouve le calcium dans d'autres aliments que le lait et les yaourts. Le lactose du lait peut provoquer une surproduction d'insuline et générer un taux de sucre trop bas. Le yaourt est facile à assimiler, car il se digère pour ainsi dire sans contribution du corps. Quant aux fromages, certaines variétés contiennent environ 60 % de matières grasses. Pour maigrir, on fait mieux !

Protéines : On ne fait aucune distinction entre un poisson et un steak. Or le poisson, les viandes blanches et le poulet (sans peau) contiennent moins de graisses que le bœuf, et moins de calories. Quant aux fruits secs oléagineux, mieux vaut les oublier : ils sont quasiment entièrement constitués de graisses, donc à consommer seulement occasionnellement.

Graisses : « À consommer avec modération », d'accord. Mais le type de graisse que vous utilisez peut aussi faire la différence. Les graisses insaturées sont *toujours* meilleures pour la santé que les saturées. Et parmi elles, certaines sont meilleures que d'autres. Pour conserver un taux de L.D.L. (« mauvais » cholestérol) bas, les huiles polyinsaturées, telles que l'huile de carthame ou de canola [1], sont les meilleures. On a également découvert que l'huile d'olive, mono-insaturée, augmente le taux de H.D.L. (« bon » cholestérol).

Mon programme respecte parfaitement la pyramide alimentaire, mais il précise aussi quels aliments particuliers peuvent être mangés à certains moments de la journée. Au lieu de vous jeter sur les sucreries et les graisses que votre corps réclame à grands cris, vous choisirez des produits de qualité. Ainsi vous aurez plus d'énergie, vous perdrez du poids et vous vous sentirez mieux que jamais. Et nul besoin d'être pharaon pour y parvenir !

1. L'huile de canola est une variété d'huile de colza qui sera bientôt distribuée en France et qui présente un parfait équilibre entre les graisses poly- et mono-insaturées. (N.d.T.)

LES GRAISSES

Les graisses insaturées sont plus efficaces contre le cholestérol que les graisses saturées. D'autre part, parmi les insaturées, on distingue les mono-insaturées qui, selon des études faites en laboratoire, font seulement baisser le L.D.L. (« mauvais » cholestérol), et les poly-insaturées, qui font baisser à la fois le L.D.L. et le H.D.L. (le « mauvais » et le « bon » cholestérol). Voici un échantillonnage des différentes graisses :

Saturées	*Mono-insaturées*	*Poly-insaturées*
Beurre	Huile d'olive	Huile de carthame
Graisses animales	Huile d'arachide	Huile de maïs
Végétaline	Huile de canola	Huile de soja
Huile de palme		Huile de tournesol
Huile de coco		Margarine (faite à partir d'huile végétale liquide)

Mythe incontournable n° 6 :
Bananes, yaourts et biscottes sont les aliments idéaux d'un régime.

Combien d'entre nous ont commencé un régime qui préconisait un yaourt allégé comme collation, une biscotte au petit déjeuner, sans oublier la suprême banane si facile à manger chaque fois que bon vous semble ?

Pendant que nous y sommes, combien de régimes avez-vous suivis sans que vos envies irrépressibles d'autres choses ne vous reviennent au bout de quelques semaines ? Et qu'en est-il de ces éternels cinq kilos que vous perdez et reprenez régulièrement ?

Vous vous êtes probablement dit : « C'est ma faute », « Je n'ai pas assez de volonté », « Je manque de motivation ».

Rassurez-vous : en fait, les coupables sont en grande partie ces produits allégés, censés être si bons pour vous.

Les biscottes, yaourts, bananes et autres sont absorbés très vite par le corps. Ils génèrent une poussée hormonale immédiate dans votre sang et provoquent un déséquilibre chimique aboutissant à l'hypoglycémie.

Et ce taux de sucre trop bas déclenche une fringale de... biscottes, yaourts, bananes !

Ma méthode est différente. Son principe consiste à atteindre et maintenir un taux de sucre équilibré – et cela signifie appréhender la nourriture et ses effets d'une manière totalement nouvelle.

NON MERCI, PAS DE BANANE !

Lorsque le premier médecin suggéra à son premier patient de prendre une banane pour se charger en potassium, il n'avait aucune idée du précédent qu'il créait.
Bien sûr, les bananes sont faciles à absorber. On les aime, on en mange. Et c'est vrai, elles sont riches en potassium.
Mais il existe beaucoup d'autres fruits et légumes riches en potassium et bien meilleurs pour la santé, tels que les brocolis, pommes de terre, pamplemousses...

Mythe incontournable n° 7 :

Les premiers kilos perdus ne comptent pas : ce n'est que de l'eau.

Alex suivait mon programme depuis une semaine et lorsqu'il se pesa pour la première fois, il avait perdu deux kilos. Il aurait dû sauter au plafond. Mais non. Il haussa les épaules en disant : « Et alors ? De toute façon, ce n'est que de l'eau. »

Je ne sais pas pour vous, mais pour moi, deux kilos en moins sont deux kilos en moins. Et ça vaut déjà mieux que deux kilos en plus ! « Ce n'est que de l'eau » est une remarque extrêmement négative, voire défaitiste.

Lorsque la graisse se décompose dans votre système, elle se transforme en liquide. Or, pour trente grammes de graisse, on a environ cent cinquante grammes de fluide. L'élimination de ce liquide est un signe que la graisse se dissout. Quant au liquide lui-même, oui, c'est de l'eau. Mais c'est tout de même une véritable perte de poids !

Mythe incontournable n° 8 :
Consommez un maximum de produits sans sucre.

Désolée si ces paquets de surgelés allégés, avec leurs merveilleuses photos d'éclairs au chocolat, de cornets glacés et de *fettucine carbonara*, sont alléchants. Mais ils ne vous aideront absolument pas dans votre régime. Comme de nombreux aliments déjà cités précédemment, ils sont dangereux pour votre glycémie. Selon certaines études, les édulcorants artificiels peuvent déclencher un besoin immédiat de sucre. Qu'il s'agisse de fructose, de sucrose ou de Nutra Sweet, les sucres et leurs substituts peuvent entraîner un déséquilibre glycémique. Le fructose est censé être une forme plus pure de sucre, car on le trouve dans les fruits et les légumes. On peut certes le préférer à une cuiller à café de sucre blanc raffiné, mais il cause aussi des ravages.

Malheureusement, le sucre – édulcorant artificiel ou produit naturel – est rarement séparé d'un autre hydrate de carbone, que ce soit dans les fruits, les légumes ou les esquimaux. Et il est rare que sa consommation n'entraîne pas le désir d'en avoir plus. Au lieu de nous aider à perdre du poids, les produits allégés nous encouragent, en fait, à manger plus !

MÉFIEZ-VOUS DES « OSE »

Je conseille à mes patients de se méfier des « ose », ces sucres cités sur les emballages et qui ne s'écrivent pas « S-U-C-R-E ». En voici quelques exemples :

Maltose	Fructose
Sucrose	Dextrose

Ce ne sont que quelques-uns des mythes que j'ai rencontrés au cours de ma quête du « régime parfait », le Programme de cinq jours. En poursuivant votre lecture, vous apprendrez des choses – sur les régimes, les aliments, les saboteurs psychologiques et la chimie de votre corps – qui vous étonneront sûrement.

Et surtout, elles vous aideront à perdre du poids !

Chapitre 2

Les mécanismes chimiques

J'essaie de perdre du poids depuis des temps immémoriaux. C'est la première fois qu'une méthode d'amaigrissement fonctionne et encore mieux que je ne pouvais l'espérer.

Un dramaturge de trente-neuf ans.

Chaque fois que je m'assieds en face d'un nouveau patient, je pense à Danny. C'était un homme grand, bien charpenté, qui respirait la joie de vivre. Il aimait sa famille, son travail, ses loisirs – et sa cuisine. Danny adorait manger. Il mangea tant et si bien qu'il se retrouva avec vingt kilos de trop.

Lorsque je lui expliquai le principe élémentaire de mon régime, il ne me crut pas. Il secoua la tête :

« C'est tout ? Juste une question de chimie ?

– Eh oui ! lui répondis-je. Il faut stabiliser le taux de sucre. »

Danny était sceptique.

« Alors si je mange comme vous me le conseillez, je perdrai mes envies d'aliments gras en cinq jours ?

– Oui, absolument. »

La réaction de Danny n'avait rien d'atypique. Au début, la plupart de mes patients se montrent sceptiques. Ils ne peuvent pas croire que la solution soit aussi simple. Comment imaginer que leur incapacité à perdre du poids est largement due à un facteur physique !

Pourtant Danny était différent des autres dans sa façon de vivre le programme. Il perdait du poids, mais c'était une lutte permanente. Semaine après semaine, il venait à mon cabinet pour me raconter le savoureux blini aux gravlaks qu'il avait mangé le dimanche, le délicieux filet grillé du samedi soir, accompagné d'une somptueuse sauce au roquefort et suivi d'une crème brûlée comme dessert.

Je le regardai droit dans les yeux et lui demandai :

« Mais pourquoi ne respectez-vous pas le programme, Danny ? »

Sa réponse était toujours la même :

« C'est la faute du démon. »

Même si Danny plaisantait, il existe réellement un « démon » qui vous pousse à manger : c'est l'hypoglycémie. C'est en grande partie sa faute si, en suivant d'autres méthodes, vous n'avez jamais réussi à maigrir.

Test du mauvais taux de sucre

L'hypoglycémie – ou comme je l'appelle, le « mauvais taux de sucre » – est bien plus courante que vous ne pensez. Vous arrive-t-il de :

1. Prendre une biscotte nature au petit déjeuner ?
2. Attendre de vous mettre à travailler pour prendre votre petit déjeuner ?
3. Prendre une glace au yaourt au déjeuner ou au dîner, parce que vous pensez que c'est idéal pour faire régime ?
4. Manger des céréales dont la composition contient du sucre ?
5. Trouver nécessaire d'ajouter des raisins secs à vos céréales ?
6. Prendre des pâtes au déjeuner, parce que c'est, selon vous, un aliment sain et peu gras ?

7. Manger du chocolat à tartiner ?
8. Boire du jus de fruits régulièrement le matin ?
9. Combiner le petit déjeuner et le déjeuner en un seul repas *(brunch)* le week-end ?
10. Sucer des pastilles hypocaloriques et sans matières grasses, en pensant que ça ne pose pas de problème ?
11. Prendre des rendez-vous à l'heure du déjeuner, sans manger ?
12. Trop manger à midi et sauter le repas du soir ?
13. Considérer les biscuits ou crèmes allégés comme des aliments quotidiens que vous pouvez consommer sans retenue ?
14. Mâcher du chewing-gum comme si c'était essentiel à votre alimentation ?
15. Boire des litres de boissons allégées ou sans sucre ?
16. Utiliser des édulcorants ?
17. Pousser jusqu'à la prochaine aire de repos, lors d'un trajet en voiture, au lieu de vous arrêter pour déjeuner à une heure raisonnable ?
18. Attendre de monter dans l'avion pour prendre le petit déjeuner ?
19. Ne pas avoir particulièrement envie de sortir ?
20. Avoir une crise de bâillements entre quinze et seize heures ?
21. Ne pas arriver à vous concentrer au travail ?
22. Avoir souvent sommeil ?
23. Souffrir de fréquents vertiges ou étourdissements ?
24. Vous sentir fatigué tout le temps ?
25. Aimer dormir pendant vos jours de congé ?
26. Avoir des palpitations ?
27. Souffrir de migraines si fréquemment qu'elles font presque partie de vous ?
28. Avoir parfois l'impression de ne pas pouvoir reprendre votre souffle ?
29. Vous sentir triste sans savoir pourquoi ?
30. Vous sentir un peu déprimé ?
31. Avoir peu d'énergie ?

32. Avoir très peu envie de rencontrer des gens ?
33. Trouver le sexe sans intérêt ?
34. Avoir des fringales de féculents – de pain, de pâtes ou de gâteaux ?
35. Vous réveiller au milieu de la nuit pour manger quelque chose de sucré ?
36. Avoir besoin de boire du café tout le temps ?
37. Avoir besoin de boire au moins deux verres d'alcool au dîner ?
38. Être vraiment irritable ?
39. Vous sentir toujours nerveux ?
40. Avoir de l'insomnie ?
41. Vous mettre en colère sans raison ?
42. Avoir toujours faim ?
43. Avoir des problèmes de poids ?
44. Avoir une peau terne ?
45. Être sujet à de soudaines sautes d'humeur, passer brusquement de l'euphorie au désespoir ?
46. Avoir l'air épuisé et le teint pâle ?
47. Avoir du mal à rester en place ?
48. Avoir le souvenir de *ne pas* vous être senti déprimé ?
49. Adorer la nourriture au point de ne penser qu'à cela ?
50. Détester la nourriture au point de ne penser qu'à cela ?

Si plus de cinq de ces comportements s'appliquent à vous, vous êtes peut-être hypoglycémique et cela affecte sérieusement la qualité de votre vie.

Pensez-y. Un mauvais taux de sucre entraîne les effets suivants : sentiment de fatigue et crises de bâillements en milieu d'après-midi, mauvais sommeil, trous de mémoire, léthargie, énervement, sautes d'humeur, palpitations, dépression, étourdissements, manque d'énergie. Et ce ne sont certainement pas ces symptômes qui vous aideront à vivre pleinement ! Mais ne désespérez pas : vous n'êtes pas seul à connaître cela.

N'importe qui, en état d'hypoglycémie, aura une fringale

de gâteaux, de chocolat ou de yaourts aux fruits avec un Petit Écolier. Vous avez tout simplement perdu le contrôle. Comment combattre une force aussi puissante ?

Le glucose : la nourriture des dieux

Le glucose est *la* nourriture de votre corps. Il alimente votre cœur, vos muscles et tous vos organes. C'est le seul aliment qui recharge votre cerveau, et il ne peut pas être stocké pour un usage futur. Le glucose que votre cerveau consomme chaque jour favorise votre activité cérébrale, énergétique et émotionnelle. Un mauvais taux de sucre ne la favorise pas, il l'altère dès que vous tombez en hypoglycémie à cause de ce que vous avez mangé. Vous avez alors des absences et des trous de mémoire, vous souffrez d'anxiété ou de dépression, vous n'arrivez pas à vous concentrer, cela peut même étouffer votre créativité. Les aliments que nous ingérons se décomposent dans notre foie, situé juste au-dessus de l'estomac. Les féculents, légumes, fruits et aliments cuisinés que nous avalons sont désintégrés en divers composants parmi lesquels les matières toxiques et indigestes, éliminées par les intestins, et le glucose, c'est-à-dire le sucre de notre sang. Ce dernier doit traverser tout notre corps pour nourrir les cellules qui en ont besoin.

Mais le glucose doit être aidé pour être transformé en « carburant physiologique » et pour faire son trajet rapidement et sans encombre. Et c'est là qu'interviennent l'insuline et le glucagon.

Les mécanismes chimiques : le fonctionnement de notre corps

Lorsque vous mangez, vous actionnez votre bouche et vos mâchoires. Cela stimule l'hypophyse, une petite glande semblable à un pois, située à la base du crâne, entre les points de jonction de vos maxillaires et de vos os malaires.

Pour renforcer cette action, l'hypophyse reçoit également un signal du foie en pleine activité, via le cerveau, lui disant de stimuler le pancréas, situé sous l'estomac. Le pancréas, obéissant, fabrique deux hormones qui vont jusqu'au foie. La première est le glucagon qui se mélange aux substances arrivées au foie, afin de dissocier les sucres encore davantage pour finalement les réduire à leur état le plus pur, à savoir le glucose. À présent le corps peut se nourrir.

La seconde hormone sécrétée par le pancréas est l'insuline, qui transporte ce glucose pur hors du foie, dans le sang et jusqu'aux cellules, pour les alimenter en énergie.

Lorsque le taux de glucose dans votre sang est équilibré et stable, votre glycémie est bonne. Vous vous sentez dynamique, productif et concentré.

Mais si le glucose disponible pour vos cellules est insuffisant, votre taux de sucre devient trop bas. Votre corps ressent alors des besoins incontrôlables de certains aliments à certains moments. Il envoie simultanément à votre cerveau un message pour signaler le manque de sa nourriture principale, le glucose, que l'on trouve dans les hydrates de carbone tels que l'alcool, le sucre, les féculents et, à un moindre degré, les légumes.

Ainsi, l'hypoglycémie devient le ventriloque de votre corps et vous commande d'absorber les aliments dont il a besoin pour rétablir son niveau de sucre – vite. En d'autres termes, c'est elle qui contrôle votre corps et lui dit quoi faire, quoi manger, quels aliments réclamer. Lorsque votre taux de sucre est bas, la quantité de glucagon dans votre corps diminue. Si on ne rétablit pas la situation au bon moment, c'est le chaos.

« Du glucose ! » implore le cerveau.

Et le corps cède, absorbant sa dose chérie de sucre et de féculents, sous forme d'alcool, de chocolat, de bonbons, de glace, de gâteau et de biscuits, qui, une fois dissociée dans le foie, produira une énorme quantité de... glucose.

Danny n'était finalement pas si loin de la vérité avec son fameux « démon », vous ne croyez pas ?

Le cerveau a besoin de 400 calories de glucose par jour et s'il n'est pas alimenté en permanence, on peut mourir en quelques minutes.

Physiologie de la fringale

Malheureusement, les hydrates de carbone simples, tels que l'alcool, le chocolat, les bonbons, la glace et les biscuits se décomposent très facilement. Donc le glucose se déverse immédiatement dans votre sang, en entraînant un état d'urgence dans votre organisme. En effet, un excès de glucose circulant dans le sang provoque un déséquilibre physiologique. À présent, votre cerveau envoie des signaux d'alerte : « Danger ! », « Surcharge de glucose ! », « Attention poison ! »

Votre pancréas, soudain investi d'une mission de la plus haute importance, se concentre sur un seul objectif : se débarrasser *immédiatement* de ce glucose en fabriquant une grande quantité d'insuline. Celle-ci se décharge dans le sang à une telle vitesse et avec une telle efficacité que vous vous retrouvez à votre point de départ, c'est-à-dire à nouveau en hypoglycémie !

Conséquence : une fringale. Votre corps réclame quelque chose. Il ne sait pas qu'en réalité il a besoin d'un équilibre plus général et plus stable. Il sait seulement qu'il est en manque de quelque chose... une autre tablette de chocolat, par exemple.

Si vous êtes un véritable adepte des régimes, vous jurez régulièrement de ne *plus jamais* manger de chocolat. Mais au bout d'une demi-heure, c'en est fait de votre promesse : la fringale frappe de nouveau ! Vous n'êtes pas sorti de l'auberge (c'est le cas de le dire) ! Les hydrates de carbone, facilement absorbables, sont convertis et engloutis si rapidement que votre glycémie tombe très bas et que votre corps ressent de nouveau le besoin de manger. Il implore : « Nourris-moi ! » et incite le cerveau à réagir promptement.

« Donne-moi du chocolat au lait et aux noisettes », réclame votre cerveau. Et quelle que soit la force de votre volonté, vous finirez fatalement par succomber.

Il est tout simplement impossible de résister aux appels de votre organisme – sauf si vous devenez le chef d'orchestre de votre propre physiologie.

Les fluctuations de votre taux de sucre sont provoquées par des aliments bien moins évidents à identifier qu'une tablette de chocolat. Les yaourts, biscottes, oranges, bananes et même les pâtes peuvent générer le chaos dans votre système. Ils sont tous hautement hypoglycémiants : ils contiennent des hydrates de carbone simples et sont, eux aussi, très vite transformés en glucose.

Il n'est pas nécessaire d'être hypoglycémique à proprement parler pour avoir un taux de sucre trop bas. Le glucose a un impact sur tout le monde. En fait, la plupart des gens vivent avec une glycémie déséquilibrée. Leur façon de se nourrir, les aliments qu'ils consomment, les moments où ils mangent provoquent des troubles émotionnels, comportementaux et énergétiques caractéristiques d'un mauvais taux de sucre.

L'adrénaline : La cerise sur le gâteau glycémique

L'hypoglycémie affecte également la façon dont votre corps métabolise les aliments. L'état d'urgence provoqué par un manque de sucre a aussi pour effet de stimuler les glandes surrénales, situées à proximité des reins. Celles-ci fabriquent alors une autre hormone : l'adrénaline, une substance chimique entraînant de soudaines décharges. En fait, votre organisme appelle au secours.

Le cerveau cède à sa demande et envoie son propre message, un message aussi vieux que le monde, remontant à l'époque où les premiers hommes se battaient et chassaient pour leur survie.

« Donnez-moi de l'énergie ! » implore-t-il. Les glandes surrénales obéissent et produisent leur précieuse hormone.

« Combats ou fuis ! » semble ordonner l'adrénaline. Dans les temps préhistoriques, l'adrénaline était comme une prière exaucée. Cette brusque décharge d'énergie donnait aux hommes la force d'échapper au terrible mammouth ou de le tuer. Leur métabolisme s'accélérait et brûlait des calories. Une fois le danger évanoui, leur corps revenait à son état normal.

Durant cette lointaine période, les glandes surrénales fonctionnaient également de pair avec l'hypophyse. Les tribus n'avaient souvent pas de quoi manger et mouraient de faim. Les hommes devaient alors conserver leur énergie au maximum. Le cerveau émettait donc un nouvel ordre : « Vas-y doucement. Économise ton carburant. » Ainsi, moins de nourriture (de glucose) était brûlée et le métabolisme se ralentissait.

Notre corps ne sait pas que nous sommes au seuil du XXIe siècle. Lorsque nous sommes stressés au travail, à la maison ou au milieu de la nuit, les glandes surrénales se mettent en marche. Le cœur commence à pomper ; nous sommes en alerte, remplis d'un excès d'énergie. Mais le message « combats ou fuis ! » ne rencontre pas de défouloir et retombe dans le vide. Il n'existe pas de danger immédiat à affronter, pas de mammouth à tuer, donc pas de soulagement possible. Nous nous retrouvons dans un état de déséquilibre et de tension. L'adrénaline libérée, responsable de cette surexcitation, réunit ses forces à celles de l'excès d'insuline, causé par notre mauvais taux de sucre. Et c'est ainsi que naît la méga-fringale superpuissante.

Ajoutez à ce mélange explosif un régime hypocalorique, hypoglycémiant et hyper-restrictif et ce sera la confusion totale dans votre corps. Votre organisme ne sait pas que vous avez sauté le petit déjeuner et le déjeuner volontairement, parce que vous voulez maigrir. Et c'est normal : les premiers hommes mangeaient tout ce qu'ils pouvaient, tout était bon ; l'obésité n'existait pas. Donc votre cerveau déduit qu'il faut économiser de l'énergie et se met sur le mode

« famine ». Vous vous surprenez soudain à penser, à rêver de manger. Finalement, le régime tombe aux oubliettes. Et comme votre métabolisme s'est ralenti, vous reprenez bien vite les kilos que vous aviez perdus – et davantage. Comment s'étonner alors que 97 % des gens qui suivent un régime retrouvent leur poids initial en deux ans !

Et tout a commencé avec ce premier biscuit, ce premier sucre d'orge, qui vous a paru tellement délicieux il y a bien longtemps de cela.

CONTRÔLER LE GOURMAND
QUI SOMMEILLE EN CHACUN DE NOUS

Il n'existe qu'une seule façon de contrer cette force puissante : stabiliser votre taux de sucre. Équilibrer votre glycémie en consommant une combinaison de divers aliments, aux consistances variées, à certains moments précis de la journée – afin d'éviter les extrêmes, c'est-à-dire les hauts et les bas, et de conserver une énergie plus harmonieuse et plus canalisée tout au long de la journée.

Histoire de chips aux crevettes

Lorsqu'un nouveau patient vient me voir, je commence souvent par lui raconter une histoire qui m'est arrivée.

Je n'ai pas de goût particulier pour les chips aux crevettes. J'aime bien ça mais il y a des tonnes d'autres choses que je préfère manger. Lorsque j'étais plus jeune (en proie aux « gènes de la famille Greene », vous vous rappelez ?), je commençais à manger des chips avant même de passer ma commande, je les trempais dans de la sauce sans même y penser.

Aujourd'hui, lorsque je suis en hypoglycémie, j'entends encore leur appel langoureux, leur murmure passionné. Alors je ne peux résister : je les avale sans m'en apercevoir.

C'est un acte inconscient. Et si un serveur importun fait mine de me les enlever, je suis capable de lui saisir le bras pour l'en empêcher !

En général, mon taux de sucre est passablement correct. Je contrôle mieux la situation, je *sais* que je ne devrais pas manger de chips. Mais elles sont là si appétissantes, à me faire de l'œil. Que faire ? J'en mets quelques-unes dans mon assiette et je demande au serveur d'emporter le reste, tout de suite !

Mais lorsque ma glycémie est bonne, *je ne les remarque même pas*. Elles pourraient crier mon nom et me jouer de la prunelle tant qu'elles voudraient, je resterais sourde et aveugle à leur appel.

C'est dire combien le sucre dans notre sang est puissant et combien mon programme l'est aussi.

Vous devez considérer la cellulite comme un dépôt métabolique. C'est de la graisse, certes, mais une graisse bien particulière, conséquence d'un régime malsain pour le métabolisme – contrairement au Programme de cinq jours. Si vous mangez mal, les déchets de votre organisme entraînent le stockage des graisses sous l'épiderme, d'où l'effet « peau d'orange ». Plus vous vous nourrirez mal, plus vous absorberez de graisses ou de sucres et plus vous aurez de cellulite.
Les hommes ont aussi de la cellulite. Simplement, leur peau est plus épaisse, donc ça se voit moins.
Que voulez-vous, la vie est injuste !

Le Programme de cinq jours : finies les fringales

Mon programme est simple et efficace. Il régule votre taux de sucre en spécifiant quels types ou combinaisons d'aliments vous devez manger et à quels moments.

Respecter certains horaires permet de retrouver un équilibre glycémique. En répartissant correctement repas et collations au cours d'une journée, on instaure une « routine » pour les enzymes chargées de dissoudre la nourriture dans le système digestif. Ainsi elles savent quand elles doivent être actives ou inactives.

Consommer des types particuliers – ou combinaisons – d'aliments aide à maintenir un équilibre entre l'insuline et le glucagon fabriqués par le pancréas. Ce qui permet de réguler votre organisme.

Mon régime est sain pour le métabolisme. Il adapte et prépare votre système au triple processus de l'alimentation : ingestion, digestion (décomposition) et élimination. Non seulement les aliments que vous absorbez satisfont vos cellules, mais ils agissent comme des « gants de crin », qui les nettoient et facilitent l'élimination, contrairement à ceux qui entraînent de la rétention d'eau et n'activent pas notre métabolisme, c'est-à-dire ces produits bien sucrés, bien salés, pleins de féculents et de graisses que réclame notre organisme en état d'hypoglycémie.

Mon programme est conçu pour fonctionner avec le corps, et non contre le corps. Bref, si vous le suivez, votre taux de sucre sera équilibré. Vous pourrez traverser les hauts et les bas de l'existence, les sentiments de rejet ou les crises d'anxiété, les fêtes et les tentations de toutes sortes, sans vider votre congélateur. Vous choisirez ce que vous voudrez manger. Vous saurez vous préparer à toute éventualité. Vous apprécierez la vie dix fois plus, car vous ne serez plus manipulé par ce sournois ventriloque nommé « hypoglycémie ».

Êtes-vous prêt à vous sentir merveilleusement bien ?

Êtes-vous prêt à vous sentir mieux que jamais ?

Alors plus une minute à perdre : place au Programme de cinq jours !...

POUR ALIMENTER VOS RÉFLEXIONS

Dans le Programme de cinq jours, il n'est pas question de ne *plus jamais* manger certaines choses. Il s'agit simplement d'apprendre à vivre harmonieusement son alimentation.

CHAPITRE 3

Le Programme de cinq jours : le dernier régime dont vous aurez besoin

Je crois que vous m'avez sauvé la vie.

Un directeur des ventes de vingt-huit ans.

– Des légumes le matin ? Vous n'y pensez pas !

– Je ne peux pas vivre sans mon croissant !

– Il faut que je mange après dîner. J'ai besoin de mon en-cas nocturne.

– Si je ne mange pas de banane, où trouverai-je le potassium dont j'ai besoin ?

– Pas de jus d'orange ? Mais j'en bois tous les matins depuis que je suis né.

Il ne s'agit pas de répliques d'une nouvelle pièce. Ce sont les commentaires de mes patients lors de notre première rencontre.

Le régime que vous êtes sur le point de découvrir est tellement différent et révolutionnaire que vous ferez peut-être aussi des remarques du même genre. Vous aurez peut-être même envie de jeter ce livre à la poubelle.

Ne le faites pas.

Je vous garantis qu'en cinq jours, si vous suivez le programme, vous aurez une tout autre vision de ce que vous mangez. Rien ne vous sera retiré, sinon vos kilos et votre morosité. Ma méthode est basée sur une philosophie sensée et logique. Si votre taux de sucre est équilibré, vous n'aurez pas seulement appris à manger convenablement, vous en aurez aussi réellement *envie*.

En supprimant l'hypoglycémie, vous ferez taire votre ventriloque physiologique, avec sa voix séduisante et sournoise et sa terrible influence. Vous vous sentirez mieux que jamais.

Vous avez compris l'importance de stabiliser votre taux de sucre. À présent, vous allez découvrir les moyens d'y parvenir. Ce n'est pas une route enchantée, ni un tour de passe-passe. C'est un régime raisonnable, préconisant des quantités raisonnables de nourriture à des heures raisonnables.

Les résultats vous étonneront.

Un point c'est tout.

Plus de discours.

À présent, abordons le Programme de cinq jours.

Le dernier régime dont vous aurez désormais besoin ou envie

Les vétérans de l'armée sautent du lit dès qu'ils entendent le clairon. C'est ce que vous ferez aussi. Même si c'est dur. Lorsque vous vous réveillez, vous êtes en hypoglycémie. Vous n'avez pas mangé depuis des heures et votre taux de sucre a constamment baissé au cours de la nuit (si, bien sûr, vous n'avez pas pris d'en-cas nocturne). Votre objectif ? Rétablir votre glycémie à un niveau convenable.

Il faut faire vite. Votre taux de sucre continue à baisser tant que vous n'avez pas mangé. Si vous attendez trop longtemps, il sera si bas que vous aurez du mal à le corriger. D'ailleurs, c'est certainement ainsi que vous aviez l'habitude de vivre jusqu'à présent – attendre de mourir de faim, de vous sentir bizarre et mal en point (« Je suis trop fatigué pour manger... Je suis pressé... Je prendrai quelque chose plus tard »).

La première chose que vous devez faire, c'est manger, que vous ayez faim ou non. C'est comme une assurance alimentaire, une « police » qui vous empêchera de vous goinfrer durant la journée.

LE GOLFEUR ET SON PETIT DÉJEUNER

Par un beau dimanche matin, l'un de mes patients, passionné de golf, se trouvait sur le green à sept heures et demie, en compagnie de son partenaire. Pendant qu'ils choisissaient leurs clubs, mon patient ouvrit son sac, en sortit deux galettes de riz complet et deux tranches de dinde et se mit à manger.
Son acolyte le regarda, incrédule :
« C'est *ça* ton petit déjeuner ? Tu es fou ? »
Mon patient acquiesça avec calme.
« Et toi, qu'est-ce que tu as pris ce matin ?
– Un chausson aux pommes et un café, répondit l'autre.
– Un chausson bourré de graisse et de sucre et une bonne dose de caféine ? Mon patient secoua la tête. Et c'est *moi* qui suis fou ! »

Étape 1 :
Mangez dans la demi-heure suivant votre réveil

Si vous faites votre gymnastique en vous levant, vous pouvez attendre jusqu'à quarante-cinq minutes. Le petit déjeuner se prépare vite et facilement. Il est simplement composé d'une protéine et d'un féculent (voir les listes d'aliments au chapitre 3). Une tranche de pain et une petite tranche de jambon dégraissé. Ou deux tranches de pain complet et une demi-tasse à thé de fromage blanc à 0 % saupoudré de cannelle. Ou un bol de céréales avec du lait écrémé (cela étant, les céréales ne sont pas à consommer tous les jours ; malgré leur qualité nutritionnelle, elles ne constituent pas une couverture aussi forte que, par exemple, du pain aux six céréales et une portion de fromage allégé ; d'un point de vue biochimique, elles ne peuvent assurer l'équilibre du taux de sucre).

Cette combinaison alimentaire se justifie d'un point de vue chimique. Les enzymes de votre appareil digestif extraient rapidement le sucre des hydrates de carbone. Le foie réduit ce sucre à sa forme pure de « carburant physiologique » : le glucose. L'insuline produite par le pancréas permet la pénétration de ce glucose dans les cellules affamées, ce qui provoque une décharge immédiate et nécessaire d'énergie.

Les protéines se métabolisent plus lentement ; elles ne provoquent pas l'état d'alerte qui déclenche l'afflux d'insuline et d'autres hormones. Elles arrivent dans le foie plus tranquillement. Les protéines, ainsi que d'autres substances essentielles, alimentent l'organisme de façon fiable et régulière. Leur rôle est alors de prendre le relais pour maintenir l'équilibre glycémique créé, dans la précipitation et l'urgence, par l'absorption du féculent, et d'éviter le contrecoup qui suit toujours cet influx (le fameux appel de onze heures, lorsque votre croissant du matin n'est plus qu'un lointain souvenir ; votre corps commence à imaginer ce que vous allez manger à midi : « Midi ? Ça ne va pas non ? Il faut que je mange maintenant ! »).

DU THON AU PETIT DÉJEUNER

Et pourquoi pas ? Du thon, du poulet, de la dinde ou du *tofu* sont de bons aliments protéiniques. Après tout, certains mangent bien, le matin, des aliments très goûteux tels que du bacon ou des saucisses qui sont des viandes, bourrées de matières grasses.

Prenons le cas d'Arthur, un patient qui a récemment commencé le Programme de cinq jours. Auparavant, il mangeait une biscotte nature à son bureau tous les matins, pour le petit déjeuner. Il se sentait très bien à dix heures, voire même virtuose en matière de repas hypocalorique, mais à onze heures et demie, en plein conseil d'administration, ses pensées se mettaient à battre la campagne. Il avait sommeil et n'en pouvait plus d'attendre le déjeuner. La décharge rapide, provoquée par la biscotte, un féculent à base de farine blanche, riche en sucre mais trop facilement décomposé, n'était couvert par aucun « filet de sécurité ». Cette poussée glycémique ne pouvait que retomber. Telle une force d'inertie, le processus chimique entraînait, chez Arthur, cet état de morosité, de fatigue et de manque de concentration propre à l'hypoglycémie, qui subsisterait tout le reste de la journée.

Le petit déjeuner simple préconisé par mon programme, une protéine et un féculent, vous garantit un équilibre glycémique stable jusqu'à votre première collation.

Résultat : votre taux de sucre devient équilibré et il le reste.

Et à propos de collation...

Étape 2 : Prenez toujours un « croque-dur » dans les deux heures suivant le début *de votre petit déjeuner. Vous pouvez manger cette collation avant ces deux heures, mais jamais après*

Prendre un croque-dur ne signifie pas mordre un crayon à papier. Un croque-dur est l'opposé d'un croque-doux. J'ai créé ces expressions pour distinguer les types de collation permettant de faire augmenter et de maintenir votre taux de sucre (voire la liste de croque-durs au chapitre 3). Une branche croquante de céleri se transforme lentement en glucose. Il faut la mordre, la mâcher et la digérer.

Une carotte crue est un croque-dur; le jus de carotte n'en est pas un. En effet, étant donné la complexité de sa structure fibreuse, la carotte crue a plus de mal à se décomposer. Plus un aliment est difficile à métaboliser, plus l'influx de glucose sera lent et régulier. Autre exemple : la pomme est un croque-dur; elle est meilleure pour l'organisme que la pomme au four; la pomme au four est meilleure que la compote de pommes; la compote de pommes est meilleure que le jus de pommes.

Un croque-dur, c'est précisément un fruit ou un légume dur à croquer. En raison du temps nécessaire à la mastication, le sucre se dégage plus lentement de l'aliment, ce qui régule le flux de glucose et maintient l'équilibre glycémique.

BULLETIN DU PROGRAMME DE CINQ JOURS

Les collations de légumes sont *toujours* des croque-durs. Les légumes ne contiennent pas assez de sucres naturels pour constituer des croque-doux et maintenir l'équilibre chimique.

Un croque-dur stimule l'hypophyse et lui permet de contrôler la glycémie en maintenant des niveaux hormonaux stables. Ainsi, elle peut tranquillement et systématiquement aider à réguler la quantité d'insuline produite par le pancréas.

Maintenant que vous avez pris votre premier croque-dur, votre taux de sucre est remonté – mais pas assez.

Étape 3 :
Prenez un deuxième croque-dur dans les deux heures suivant le premier, si ce n'est pas encore l'heure de déjeuner même si vous le mangez juste avant *de déjeuner*

Deux heures après avoir pris votre première collation – une pomme ou quatre fleurs de chou-fleur –, vous *devez* en prendre une autre, s'il n'est pas encore l'heure de déjeuner. Comme votre glycémie n'est pas encore stabilisée, il faut de nouveau manger un croque-dur.

Cette collation vous permet de franchir la dernière ligne droite. Il est indispensable de prendre votre deuxième croque-dur deux heures après le premier – même si cela veut dire manger une carotte dans votre voiture, en allant au restaurant, ou au bureau, en enfilant votre manteau pour sortir déjeuner.

Les légumes contiennent moins de sucre que les fruits. Je recommande donc que votre premier croque-dur soit un légume. Naturellement, si l'idée de consommer des légumes le matin vous fait horreur, ce n'est pas grave, prenez un fruit.

LES PETITS GANTS DE CRIN

Les légumes nettoient vos cellules au gant de crin, tandis que les fruits éliminent les « peaux mortes » de votre métabolisme. Ajoutez huit verres d'eau ou plus, qui véhiculent cette « peau morte » dans les intestins. Avec cette méthode, non seulement vous perdez du poids, mais *vous avez l'air plus mince*. Le Programme de cinq jours élimine les déchets et évite la rétention d'eau.

Étape 4 :
Ne déjeunez pas plus tard que treize heures

Attention, le problème, ce n'est pas que vos repas soient trop rapprochés mais trop *éloignés*. Pour moi, il vaut mieux déjeuner avant treize heures, mais cela dépend de l'heure à laquelle vous avez l'habitude de vous lever. Si vous êtes un oiseau de nuit, cette règle peut être réajustée (voir les exemples d'emplois du temps au chapitre 3). Cela étant, quelle que soit l'heure de votre réveil, même si vous avez grignoté votre dernier morceau de chou-fleur il y a tout juste cinq minutes, vous devez déjeuner à l'heure.

Le déjeuner est formé de protéines et de légumes : une salade composée ou un plat cuit à la vapeur ou revenu trois minutes à la poêle. Le pain est facultatif pour le déjeuner, sauf si vous choisissez l'un des repas végétariens décrits au chapitre 3. Dans ce cas, vous devez substituer aux protéines animales un féculent, autre que le pain ou les pâtes. Ces derniers ont une action moins stabilisatrice que les pommes de terre, le riz, les haricots et autres graines (voir les listes d'aliments au chapitre 3).

Le Programme de cinq jours ne donne que deux règles à suivre concernant les féculents :

1. *Vous ne devez pas garder de pain pour le dîner*, car, le soir, votre métabolisme est plus lent et votre corps conserve les calories absorbées.
2. *Ne prenez jamais de pâtes au déjeuner, et limitez-en votre consommation à deux fois par semaine*. Cet aliment est trop hyperglycémiant, trop facilement décomposé en sucres simples, tout comme l'alcool, les biscottes, les yaourts et les biscuits. Ce type de produits entraîne somnolences et fringales.

Le déjeuner doit aussi inclure des légumes croque-durs, moins que pour une collation, mais en quantité suffisante pour assurer la stabilité de votre taux de sucre.

Félicitations ! Votre glycémie est équilibrée. Il a simplement suffi de respecter ces quelques principes de base. Tout ce qu'il vous reste à faire à présent, c'est de vous maintenir pour le reste de la journée.

Étape 5 :
Prenez une à trois autres collation(s) durant l'après-midi, à moins de trois heures d'intervalle

L'une de ces collations peut être un légume ou un fruit croque-dur, simplement pour alimenter votre bonne glycémie. Il peut aussi s'agir d'un fruit croque-doux, tel qu'un demi-pamplemousse, une pêche, une tranche de melon mûr, des baies, une orange ou une prune, car votre taux de sucre est à présent sous contrôle et vous n'avez qu'à le maintenir. Une fois votre glycémie équilibrée, vous avez un plus large éventail de choix car vous devez seulement *entretenir* votre bon taux de sucre, et non le créer (voir liste de croque-doux au chapitre 3).

Attention : il n'est pas obligatoire de prendre deux collations l'après-midi. Par exemple, vous projetez de dîner à dix-neuf heures, vous avez déjeuné à treize heures trente et pris votre première collation à seize heures trente ; dans ces conditions, réservez votre table et oubliez votre second croque-dur ou croque-doux. Simplement, assurez-vous de prendre votre repas à trois heures d'intervalle maximum. Si le restaurant où vous allez est connu pour la lenteur de son service, prenez votre seconde collation sur le chemin. Il serait dommage de perdre tout le bien-être d'une bonne glycémie en fin de journée, d'autant que les aliments dangereux en deviendraient beaucoup trop tentants.

Si vous ne dînez pas avant vingt heures, il est *vital* de prendre une seconde collation pour conserver un taux de sucre équilibré.

À PROPOS DES CROQUE-DURS

Il existe une différence subtile entre prendre un croque-dur supplémentaire et grignoter des carottes toute la journée. Consommez-en si vous en avez besoin, mais en quantité correcte et au bon moment. Mâchonner des carottes ou des fleurs de chou-fleur toute la journée, c'est peut-être plus sain et moins calorique que les confiseries du distributeur, mais cela peut nuire à votre objectif, à savoir stabiliser votre taux de sucre grâce au Programme de cinq jours. N'hésitez pas à manger davantage de légumes, en plus de votre croque-dur, si vous en ressentez le besoin. Grignotez-les au bureau si vous voulez. Seulement, n'étalez pas vos collations régulières sur toute la journée. Mangez-en une certaine quantité à une certaine heure, plutôt que de piocher machinalement dans le sac en papier pendant que vous travaillez.

Étape 6 : Essayez de ne pas dîner après vingt et une heures; plus tôt, c'est encore mieux

Comme le déjeuner, le dîner se compose de légumes et de protéines. Tous les légumes peuvent être cuits et avoir une consistance de croque-doux. Il n'est pas nécessaire de prendre un croque-dur le soir (voir listes d'aliments au chapitre 3). Si vous n'avez pas mangé de féculents à midi, vous pouvez en prendre pour le dîner. *Le pain est exclusivement optionnel pour le déjeuner* et ne doit pas être consommé aux autres repas. Cependant, le pain peut être intégré au dîner, en remplacement des hydrates de carbone conseillés. C'est à vous de décider. Les hommes peuvent manger des pommes de terre, haricots, graines et autres féculents tous les jours – et si ces glucides font partie d'un repas végétarien, ils peuvent même aller jusqu'à deux fois par jour. Les femmes ne peuvent en prendre qu'un jour sur deux, mais si elles font un repas végétarien, elles ont droit à un féculent quotidien.

Pour les hommes comme pour les femmes, le repas végétarien se compose obligatoirement de féculents et de légumes. Point n'est besoin d'être soi-même végétarien pour l'apprécier. Vous pouvez prendre un dîner végétarien, *si* vous avez consommé des protéines à midi (voir les exemples de dîner végétarien au chapitre 3). Le dîner devrait normalement être votre dernier repas de la journée. Si votre taux de sucre est bon, votre dessert ou votre en-cas nocturne ne vous manqueront même pas. Mais si vous devez absolument manger, alors choisissez quelque chose dans la liste des en-cas d'urgence (voir chapitre 3) jusqu'à vous sentir stabilisé. Rappelez-vous simplement que manger tard le soir n'est pas une bonne idée ; votre corps ne peut éliminer les aliments aussi vite et une digestion insuffisante entraîne un stockage plus important de graisse.

Au cours des premières semaines, durant l'équilibrage de votre taux de sucre (ou son rééquilibrage, en cas de mauvaise glycémie), ces en-cas d'urgence vous préserveront des fringales. Au lieu de consommer du sucre ou de l'alcool, qui entretiennent vos pulsions, vous absorberez un aliment qui satisfera le besoin du moment sans effet rebond – même si vous absorbez plus de calories que d'habitude (d'ailleurs les calories ne comptent pas dans le Programme de cinq jours, car compter les calories, ça ne marche pas, sinon tout le monde serait mince !).

Le dîner est parfois un moment délicat, lorsque vous devez sortir, ou que c'est samedi et que vous ne pensez pas manger avant vingt-deux ou vingt-trois heures (rappelez-vous tout de même que nous ne sommes pas à Barcelone ; ici, ce type d'horaire est exceptionnel – et si vous dînez toujours aussi tardivement, cela ne vous aidera pas à perdre du poids ni à conserver un taux de sucre équilibré).

Si vous soupez assez tard, il faut absolument que vous ayez pris toutes vos collations régulières de l'après-midi (en respectant la règle des trois heures d'intervalle maximum). Vous devez aussi vous faire à l'idée que vous serez en manque le lendemain. Manger tard le soir fragilise votre équilibre glycémique. Vous aurez donc besoin d'une « correction » plus intensive (davantage de croque-durs) pendant un jour ou deux. Dans ces moments, les en-cas d'urgence sont particulièrement utiles et commodes.

LA PREUVE PAR LA COLLATION

Comme le constate un article du *New England Journal of Medicine* (journal médical de Nouvelle-Angleterre), un régime qui inclut des collations est plus efficace que les habituels trois repas par jour, pour contrôler le taux de cholestérol et la sécrétion d'insuline.

Je vais vous raconter l'histoire de Sam et de la « banane-qui-présidait-la-réunion ». Sam avait déjà perdu sept kilos grâce au Programme de cinq jours. Il suivait ma méthode depuis plus d'un mois et il s'y était fait. La veille d'une réunion importante, il devait accompagner des clients au restaurant. Leur avion atterrit en retard et Sam ne put manger au restaurant avant vingt-deux heures. Il avait emporté des carottes à l'aéroport, et pris les collations prévues, mais l'heure tardive du dîner le déséquilibra tout de même. Le lendemain, il se réveilla plus fatigué que de coutume. Il se rendit à sa réunion et remarqua, trônant au milieu d'une corbeille de fruits sur la table de conférence, une banane qui lui faisait de l'œil avec insistance. Il la saisit avec passion, sans même remarquer les pommes croquantes et les poires juteuses tout aussi alléchantes. Lorsque je lui demandai pourquoi il avait mangé cette banane, il haussa les épaules. Elle était là. Il ressentait une envie irrésistible de la manger. Les autres fruits lui étaient devenus invisibles.

Cette banane dérégla son équilibre glycémique et il lui

fallut quelques jours pour se remettre sur les rails. Si Sam avait pris un en-cas d'urgence, il aurait mis moins de temps à récupérer sa bonne glycémie, ainsi que son énergie et sa vitalité.

PASSIONS FATALES : RAISINS SECS ET AUTRES

Ce type de fruits ne peut *jamais* constituer ni un croque-dur ni un croque-doux. Ni même un en-cas d'urgence. Ils sont trop sucrés et hypoglycémiants et peuvent totalement déstabiliser votre taux de sucre. Considérez-les comme des extra, pour ces moments consacrés, deux fois par semaine, à vos « plaisirs gourmands ». D'ailleurs, je vous promets qu'avec une glycémie équilibrée vous ne vous souviendrez même pas de leur existence !

Bananes	Ananas
Cerises	Papayes
Raisins	Mangues
Fruits secs	

Si vous résistez à ces passions fatales, votre taux de sucre restera équilibré. Vous pourrez dîner et ne plus rien avaler de la soirée, sans sensation de manque. Essayez toutes sortes de graines – couscous, boulgour, polenta... – et des légumes moins courants – mini-aubergines, poivrons jaunes... –, ou encore un steak de thon, du *tofu* mariné dans l'ail... Faites de nouvelles expériences. Vous ne vous ennuierez pas et votre corps vous remerciera d'être en si bonne santé.

C'est aussi simple que cela ! Votre taux de sucre est stabilisé et vous l'avez maintenu à un bon niveau toute la soirée. Vous êtes prêt à passer une bonne nuit de sommeil.

Au début, tout cela peut ressembler à de l'hébreu pour vous et c'est normal : vous n'êtes pas habitué à penser de cette manière. Dans un premier temps, vous emporterez certainement ce livre partout avec vous, dans votre attaché-case, sur votre table de nuit, dans votre tiroir de bureau. Mais au bout de cinq jours, vous n'aurez même plus à l'ouvrir. Pourquoi ? Parce que vous serez sûr de ce qu'il faut faire – grâce à la clarté d'esprit que vous donnent une bonne glycémie et l'adhésion à cette méthode. Vous vous sentirez maître de vous, expert, prêt à vous approprier ce régime, à en faire le vôtre – pour de bon.

Extra ! Extra !

Une fois votre glycémie suffisamment équilibrée (ce qui prend normalement cinq jours), faites-vous plaisir ; le moment est venu de choisir vos extra. J'insiste pour que mes patients mangent quelque chose qu'ils adorent une ou deux fois par semaine – *aussi peu que possible mais suffisamment pour se faire plaisir*. Certaines semaines, par exemple, vous aurez besoin d'une part entière de tarte Tatin à la crème Chantilly, tandis que d'autres, une seule bouchée suffira. Du moment que le but est atteint. C'est cela aussi, vous approprier le Programme de cinq jours et l'intégrer à votre vie.

TOUT EST QUESTION DE TEMPS

Voici quelques exemples de plannings, pour illustrer les différentes façons de répartir vos repas et collations – que vous soyez un noctambule, un lève-tôt ou un adepte des grasses matinées dominicales.

LÈVE-TÔT

7 h 30	Réveil	7 h 30	Réveil
8 h 00	Petit déjeuner	8 h 00	Petit déjeuner
10 h 00	Croque-dur	10 h 00	Croque-dur
12 h 00	Deuxième croque-dur	12 h 00	Déjeuner

13 h 00 Déjeuner	15 h 00 Croque-dur ou croque-doux
16 h 00 Croque-dur ou croque-doux	18 h 00 Croque-dur ou croque-doux
19 h 30 Dîner	20 h 00 Dîner

DORMEUR

8 h 30 Réveil	8 h 30 Réveil
9 h 00 Petit déjeuner	9 h 00 Petit déjeuner
11 h 00 Croque-dur	11 h 00 Croque-dur
13 h 00 Déjeuner	13 h 00 Déjeuner
16 h 00 Croque-dur ou croque-doux	16 h 00 Croque-dur ou croque-doux
19 h 00 Croque-dur ou croque-doux	19 h 00 Croque-dur ou croque-doux
20 h 00 Dîner	19 h 30 Dîner

GYMNASTE MATINAL

6 h 30 Réveil	6 h 30 Réveil
6 h 45 Gymnastique	6 h 45 Gymnastique
7 h 30 Petit déjeuner	7 h 30 Petit déjeuner
9 h 30 Croque-dur	9 h 00 Croque-dur
11 h 30 Deuxième croque-dur	11 h 00 Deuxième croque-dur
12 h 30 Déjeuner	13 h 00 Déjeuner
15 h 30 Croque-dur ou croque-doux	16 h 00 Croque-dur ou croque-doux
18 h 00 Croque-dur ou croque-doux	19 h 00 Dîner
19 h 30 Dîner	

OISEAU DE NUIT

10 h 00 Réveil	10 h 00 Réveil
10 h 30 Petit déjeuner	10 h 30 Petit déjeuner
12 h 30 Croque-dur	12 h 30 Croque-dur
14 h 30 Déjeuner	14 h 30 Déjeuner
17 h 30 Croque-dur ou croque-doux	17 h 30 Croque-dur ou croque-doux
20 h 30 Croque-dur ou croque-doux	19 h 00 Croque-dur ou croque-doux
21 h 00 Dîner	21 h 30 Dîner

PARESSEUX DU DIMANCHE

Nous avons tous besoin de vivre à un rythme régulier (circadien). Si vous êtes un lève-tôt toute la semaine et que vous aimez faire la grasse matinée le week-end, vous pouvez totalement déséquilibrer votre métabolisme en lui infligeant le « choc » d'un tel dérèglement alimentaire. La solution? Déjeuner à midi et demi – quoi qu'il arrive. Prendre vos croque-durs dans les deux heures précédent le déjeuner. Et rappelez-vous bien surtout : le *brunch* n'existe pas !

10 h 00 Réveil	9 h 00 Réveil
10 h 30 Petit déjeuner	9 h 30 Petit déjeuner
12 h 30 Déjeuner	11 h 30 Croque-dur
14 h 30 Croque-dur	12 h 30 Déjeuner
16 h 30 Croque-dur ou croque-doux	15 h 30 Croque-dur ou croque-doux

18 h 30 Croque-dur ou croque-doux (ou dîner)
20 h 00 Dîner

18 h 30 Croque-dur ou croque-doux
20 h 30 Dîner

C'EST DIMANCHE ET VOUS DEVEZ RETROUVER DES AMIS POUR UN *brunch* à 11 h 30...

10 h 30	Réveil
11 h 00	Croque-dur
11 h 30	Petit déjeuner (que les autres appellent *brunch*)
13 h 30-14 h 00	Déjeuner
Toutes les trois heures	Croque-dur ou croque-doux
20 h 30	Dîner

Comme vous pouvez le constater, il est impossible de tricher avec le Programme de cinq jours, puisque vous avez droit à tous les extra que vous voulez. Certaines semaines, vous en prendrez un ou deux. Mais parfois, il y aura plusieurs anniversaires consécutifs, ou une fête religieuse, ou une croisière et, dans ce cas, vous pourrez prendre des extra durant sept jours (exceptionnellement, bien sûr !). Ce n'est pas tricher. Vous savez ce que vous faites ; vous prenez la décision consciente de vous faire un « plaisir gourmand » et d'en apprécier le moindre milligramme. La seule façon de tricher dans le Programme de cinq jours, c'est de ne pas gérer votre alimentation, de laisser la nourriture vous contrôler, de ne pas vous approprier ce régime ni l'intégrer dans votre vie.

Votre extra peut être une coupe glacée à la chantilly, un steak-frites, une salade du chef, un merveilleux plat de pâtes, un Bloody Mary épicé – tout ce qui vous fait plaisir et élimine le sentiment de privation. Mais rappelez-vous : « aussi peu que possible pour vous faire plaisir ». Ne succombez *pas* à vos « passions fatales » : ne vous jetez pas sur une glace au yaourt au déjeuner ou un paquet de chips pour la collation de l'après-midi. Ces aliments sont des extra et ne doivent être consommés qu'une ou deux fois par semaine – et *toujours* en plus de votre programme alimentaire établi. Si vous supprimez vos collations d'entretien en les remplaçant par un extra qui fera chuter votre taux de sucre, vous vous kamikasez.

Sans le soutien des aliments adéquats, les fondations de votre équilibre s'écrouleront. Vous vous retrouverez dans un sous-sol hypoglycémique, sans lumière ni rampe pour vous aider à remonter la pente.

SI UN ENNEMI EST INVINCIBLE, FAITES-EN UN AMI !

Pour les personnes trop grosses, l'abstinence totale est plus facile qu'une alimentation raisonnable – mais seulement à court terme. Un jour ou l'autre, la méthode de l'acharnement aura raison de vous et vous vous jetterez sur la première boîte de biscuits venue. Les desserts, les repas somptueux, les amuse-gueule croquants ne disparaîtront jamais de la planète. La meilleure façon de les affronter, c'est de les savourer – avec une glycémie équilibrée et en tant qu'extra délibérément choisis.

Les quatre principes de sélection

Vous devez respecter les quatre principes de sélection, si vous décidez de faire un extra, pour être sûr de perdre du poids et de conserver une bonne glycémie.

1. *Votre taux de sucre doit être équilibré.* Sinon, le reste des principes n'a plus de raison d'être. Le ventriloque de l'hypoglycémie choisira pour vous !
2. *Votre choix doit être pertinent*. Il doit vous faire plaisir et manger doit devenir une fête. Par exemple, un délicieux dessert dans un fabuleux restaurant et en bonne compagnie constitue un excellent extra. Mais descendre un paquet de biscuits dans la cuisine, au-dessus de votre paillasse, il n'en est pas question.
3. *Ce doit être quelque chose que vous adorez vraiment*. Pas seulement une chose que vous aimez et que vous mangez parce que vous l'avez sous la main. Nous aimons trop de choses et nous en avons toujours *trop*

sous la main. Qui plus est, en cas d'hypoglycémie, tout ce qui se mange devient susceptible d'être « adoré ».

4. *Vous devez manger la quantité nécessaire et suffisante pour vous faire plaisir – quelle qu'en soit l'importance.* Rappelez-vous : la tricherie n'existe pas. Vous pouvez consommer la même chose plusieurs jours de suite. Mais n'oubliez pas que si vous mangez une grosse portion d'un extra particulièrement sucré et gras, vous en subirez les conséquences le lendemain. Ce n'est pas grave. Ce régime est le vôtre. Apprenez à identifier les signes de « vulnérabilité glycémique » et respectez le programme. En quarante-huit heures, vous aurez retrouvé votre bien-être – et le jeu en valait bien la chandelle !

Vous pouvez aussi vous comporter comme Sondra, l'une de mes patientes, qui ne vivait que pour ses extra. Semaine après semaine, elle ne pensait qu'aux « plaisirs gourmands » qu'elle allait se faire. Au point qu'elle prenait les repas et les collations les plus fades et insipides possibles, pour pouvoir se jeter sur sa glace le dimanche. Elle ne mangeait pas de saumon grillé parce que c'est trop gras. Ni de légumes au four, parce qu'il faut y ajouter une goutte d'huile. Elle évitait les pâtes, le riz et même le pain complet. Elle s'en tenait religieusement aux galettes de riz complet, au *tofu*, aux légumes à la vapeur et au poisson ou poulet bouilli nature.

Son alimentation devint un tel ennui, une telle frustration que naturellement, un jour, son extra, une salade du chef, se transforma en un dîner entier, avec du gigot en sauce, accompagné de gratin dauphinois, une tarte Tatin en dessert et, une fois chez elle, un sac entier de beignets qu'elle avait achetés sur le trajet du retour.

Fort heureusement, Sondra a compris combien sa manie d'anticiper avait déstabilisé la gourmande qu'elle était, et complètement déréglé sa glycémie. Son taux de sucre était constamment mauvais et elle avait perdu le contrôle. Alors elle a cessé de vivre pour ses extra. Elle apprécie le moment présent. Elle savoure tous les repas qu'elle fait, y *compris* les extra. Son taux de sucre est équilibré et elle perd du poids.

Comment peut-on parler d'extra dans un régime ? C'est très simple : comme mes patients, vous aurez une glycémie équilibrée. Vos fringales incontrôlables auront disparu. Vous ne vous goinfrerez plus et vous apprécierez chaque bouchée. Vous ne prendrez pas de poids !

« C'est tout ? » dites-vous, incrédule. Oui et non. C'est le régime de base. Mais votre réussite dépend également de certains autres ingrédients non alimentaires.

LES TROIS PRINCIPES DE BASE GARANTISSANT LA RÉUSSITE DU PROGRAMME DE CINQ JOURS

Manger en respectant :

1. des heures précises,
2. des types d'aliments précis,
3. des combinaisons et des consistances précises.

Le journal alimentaire

À part contrôler sa glycémie, c'est sans doute le geste le plus important pour s'assurer une réussite à long terme. Je sais, on vous l'a déjà dit. Alors, je vous le répète : écrivez ce que vous mangez. Car c'est un fait : les patients qui ont obtenu les meilleurs résultats tenaient tous un journal alimentaire.

Ce régime est très particulier et les horaires y sont essentiels. Tant que vous n'êtes pas habitué à cette méthode, il est crucial de noter les *heures* de vos repas et collations et leur *contenu*. Surtout au début !

Ainsi, vous pourrez analyser vos succès – et vos rechutes. En consignant les aliments, les horaires et vos propres sentiments ou sensations, vous pourrez identifier les situations propices à la tentation et trouver un moyen de les traverser ou de les contourner. En voici un exemple.

Michel, cadre supérieur dans la publicité, s'est retrouvé coincé en réunion bien au-delà de l'heure de sa deuxième collation matinale. Il a attendu plus de quatre heures avant de déjeuner. Cette réunion a complètement déréglé son emploi du temps – et son taux de sucre. Il ne parvenait plus à perdre de poids et il présentait tous les symptômes de l'hypoglycémie : morosité, manque d'énergie, fringales et incapacité à se concentrer. En examinant son journal alimentaire, il a identifié la raison de son état : des réunions trop longues au moins deux fois par semaine. Une fois le problème identifié, la solution était facile : manger un croque-dur avant la réunion – même si c'était trop tôt –, au cas où celle-ci dépasserait son heure habituelle de déjeuner. Ainsi, il serait couvert et son taux de sucre resterait équilibré.

Ce journal alimentaire n'est pas un rapport officiel. C'est un outil pour vous et vous seul. Considérez-le comme un engagement dans le programme. Que ce soit « parfait » ou non, vous écrirez tout ce que vous mangez. Si vous ne le faites pas, vous pouvez l'oublier, voire l'« occulter ». Et pour justifier votre mauvaise glycémie, vous vous inventerez de superbes excuses, tout droit issues de votre *tête de lard* – et de son autosabotage : vous devenez alors totalement « irréprochable » et irresponsable de ce que vous mangez.

L'un de mes patients voyageait beaucoup. Il ne pouvait s'encombrer d'un journal alimentaire. Chaque semaine, il me faisait un compte rendu détaillé de son alimentation. Il connaissait les horaires, il prenait toujours ses croque-durs et ne mangeait jamais après dîner. Pourtant il ne perdait pas de poids. Pouvait-il me dire ce qu'il avait mangé la veille ?

« Rien de mauvais, répondit-il.

J'attendis.

– Euh... », se mit-il à réfléchir.

Soudain la mémoire lui revint : il y avait eu les noisettes

dans l'avion. Comment avait-il pu les oublier ? Et la banane dans sa chambre d'hôtel. Et la tablette de chocolat à l'aéroport en attendant un taxi...

Pouvait-il réellement perdre du poids ? Inconsciemment, il effaçait ce qu'il avait mangé de sa mémoire. S'il avait tenu chaque jour son journal...

Le journal alimentaire est un excellent outil. Vous n'avez pas perdu de poids cette semaine ? Relisez votre journal. Peut-être vous êtes-vous accordé quatre extra au lieu de deux. Vous ressentez une fringale ? Relisez votre journal. Peut-être n'avez-vous pris qu'une seule collation ce matin et aucune cet après-midi. Vous venez de passer une très bonne semaine et vous vous sentez en pleine forme ? Relisez votre journal. C'est écrit là, noir sur blanc. Et si vous y êtes arrivé cette semaine, pourquoi pas la semaine prochaine !

Le journal alimentaire comporte une section particulière (voir le journal alimentaire à l'appendice B), intitulée « commentaires ». Cette partie est réservée à vos impressions et pensées du jour, quelles qu'elles soient. Votre journal est à vous et à personne d'autre. Il est là pour vous aider à maigrir. Non seulement vous pouvez identifier les facteurs biochimiques en le lisant, mais si vous écrivez vos commentaires, vous verrez aussi les éléments psychologiques qui entrent en ligne de compte.

EXEMPLE DE JOURNAL ALIMENTAIRE : JOURNÉE « MAUVAIS ÉLÈVE »

Mercredi 18 décembre

8 h 00 : Petit déjeuner : fromage blanc et pita
10 h 00 : 4 biscuits
11 h 00 : 1 pomme
13 h 00 : Déjeuner : dinde et pita
18 h 00 : 1 pomme
20 h 00 : Dîner : potage pékinois, porc aux champignons noirs, riz cantonais

Commentaire du jour : C'était vraiment dur. Je me sens découragée. J'ai encore plus envie de manger.

Commentaire d'Adèle : Je le voyais venir. Le jour suivant, cette patiente a mangé, au petit déjeuner, des céréales, et... rien. Elle a pris des biscuits à la place de son croque-dur. C'était logique. Elle a déjeuné avant d'avoir pris ses deux collations – une pomme à dix heures et deux carottes à midi, par exemple. Elle n'a pas non plus mangé de légumes pour le déjeuner – une composante essentielle de ce repas, car ces aliments génèrent un afflux plus lent de glucose au cours de la digestion et permettent de conserver une bonne glycémie. Elle a oublié son croque-dur de l'après-midi. Toute la journée, son métabolisme a subi des hauts et des bas et, au moment du dîner, elle était perdue. Heureusement qu'elle n'a pas *encore* mangé chinois le soir !
Plusieurs facteurs expliquent cet « incident technique » : l'oubli des collations, l'heure tardive du dîner, des portions trop grandes et des aliments restreints.
Le lendemain fut plus encourageant : elle commença la journée par une tranche de pain complet et du fromage blanc à 0 %. Elle prit un croque-dur deux heures après son petit déjeuner. Elle était sur la bonne voie. Lors de notre séance suivante, elle examina son journal alimentaire et passa en revue certaines des pressions psychologiques qu'elle subissait : le stress au travail et les problèmes scolaires d'un de ses enfants, autant de problèmes qui la poussaient à se jeter sur la nourriture, son « arme de choix » pour se détruire.

EXEMPLE DE JOURNAL ALIMENTAIRE :
JOURNÉE « BON ÉLÈVE »

Vendredi 9 février
8 h 00 : Petit déjeuner : crème de gruyère à 20 % de M.G. et pain aux cinq céréales
10 h 00 : 1 pomme
12 h 00 : 2 carottes
12 h 30 : Déjeuner : 3 portions de thon (au naturel), une tranche de pain complet, chou-fleur cru
15 h 30 : 2 clémentines

18 h 30 : 1 bulbe de fenouil
19 h 30 : Dîner : boulettes de dinde hachée, épinards, brocolis, salade à l'huile d'olive et au vinaigre balsamique

Commentaire du jour: Super ! Les clémentines étaient délicieuses. Je me sens rempli d'énergie.

Commentaire d'Adèle: Ce patient a perdu vingt-deux kilos. Il continue de suivre mon programme alimentaire et ses fringales ont complètement disparu. Il ne subit aucun « incident technique » dans son métabolisme ni dans sa glycémie. Il continue de travailler sur les rouages psychologiques de *sa tête de lard*, pour ne plus regrossir.

Mes patients viennent me voir une fois par semaine au début du programme. La première chose que nous faisons, après une rapide pesée, c'est de regarder leur journal alimentaire. Nous commençons à parler. Comme je l'ai déjà dit, les fringales sont à 75 % physiologiques – et à 25 % psychologiques. Il est important de comprendre les différentes facettes de votre *tête de lard*, tous les saboteurs internes et externes qui entrent en jeu lorsqu'on ne peut plus invoquer l'hypoglycémie.

Si vous ne pouvez pas venir me parler, la partie « Commentaires » vous donnera la possibilité d'écrire vos impressions et de les analyser chez vous : « Les parents de mon ami sont venus à la maison, j'étais très nerveuse... alors j'ai mangé. » Ou bien : « Je devais faire une importante intervention au travail. Je n'ai pas dormi de la nuit. J'étais assailli par les fringales. » Ou simplement : « Je suis rempli de vitalité ! Je ne me suis jamais senti aussi libre ! »

La *tête de lard* est extrêmement importante. D'ailleurs un chapitre entier de ce livre lui est consacré. Mais pour l'instant, disons simplement que votre journal alimentaire ne doit pas vous quitter d'un pouce.

Expédiez la balance

Suffit les « Mon Dieu ! », « Pourvu que », « Débarrassons-nous-en le plus vite possible », « Ça changera quelque chose si j'enlève mes bijoux, ma montre, ma ceinture », et toutes ces angoisses qui accompagnent le moment fatidique de la pesée.

Expédiez la balance. Un point c'est tout. Faites-le vite et bien. Et c'est fini en une seconde. Cela évite de vous focaliser sur les chiffres. Ne pensez plus en termes de kilos, pour ne pas être tenté de vous peser tous les jours – et de craquer parce qu'un jour particulier, vous n'avez pas perdu un gramme. Il est hors de question qu'une balance vous impose sa loi et vous dise quoi sentir ou quoi manger.

Franchement, peu importe votre poids. Je sais que la balance est un bon indicateur de nos progrès, mais c'est aussi un piège. Je me rappelle un ancien épisode de la *Quatrième Dimension*. Un homme va à Las Vegas et attrape le virus des machines à sous. Il en devient tellement obsédé que à la fin, il ne perd pas seulement tout son argent : la machine à sous se transforme véritablement en entité vivante et, sonnante et trébuchante, fait irruption dans sa chambre d'hôtel.

Votre balance peut devenir comme cette machine à sous, une obsession qui vous suit partout, qui envahit votre vie. Oui, la balance est un moyen de jauger votre perte de poids, mais un pantalon trop grand aussi. Conclusion ? Votre poids est moins important que votre sentiment et votre apparence.

D'ailleurs votre poids est sujet à bien des variations naturelles. Votre cycle menstruel. Les muscles que vous vous faites en commençant la gym – et qui pèsent plus lourd que la graisse. Le sodium et la rétention d'eau à la suite d'un repas un peu salé. Croyez-le ou non, parvenir à une glycémie équilibrée, sans doute pour la première fois de votre vie, c'est bien plus dynamisant que de perdre un ou deux kilos par semaine – ce qui, du reste, ne manquera pas de vous arriver !

Dédaignez la balance

Oubliez la balance, excepté une fois par semaine et ce jour-là, pesez-vous toujours dans les mêmes vêtements, à la même heure et au même endroit. Au lieu de vous concentrer sur ces chiffres, constatez à quel point vos vêtements sont de moins en moins serrés.

Autre indice : si vous vous regardez tout nu dans une glace, vous cherchez les ennuis. Vous ne verrez que vos imperfections. Personne n'aime l'image de son propre corps ! Jetez plutôt un coup d'œil à votre reflet dans une vitrine, en tenue de ville. Ou admirez-vous devant votre miroir, dans ce chemisier ou ce jean que vous n'avez pas pu porter depuis des années. Remarquez combien vous avez confiance en vous, observez votre silhouette chaque jour plus mince, appréciez la santé et la vitalité que vous dégagez. Vous vous sentez à l'aise, fort et sûr de vous : c'est *cela* qui compte – et non les chiffres de votre balance.

PRINCIPE ALIMENTAIRE :
CE QUE VOUS AVEZ MANGÉ DIMANCHE
PEUT NE PAS SE VOIR AVANT MARDI
MÊME SI VOTRE TAUX DE SUCRE EST RESTÉ BON
DURANT TOUTE LA JOURNÉE DE LUNDI

Cela nous arrive à tous : dévier du droit chemin ; décider de manger ou boire une chose chargée en sucre ou en hydrates de carbone ; faire la fête ; en un mot, craquer.
Alors n'oubliez pas :

- Ce que vous mangez le matin vous affectera le soir.
- Ce que vous mangez lundi vous affectera mardi et peut-être même mercredi.
- Si votre glycémie est équilibrée et si vous craquez, les effets se verront très clairement, mais vous reprendrez votre vitesse de croisière grâce à des croque-durs supplémentaires, davantage de gymnastique et la certitude de devenir très vite un gagnant !

– Parfois, on peut se décourager en constatant, après un ou deux jours de respect scrupuleux du Programme, qu'on a repris du poids. Il est difficile de croire que le champagne et la quiche du dimanche mettent autant de temps à vous rattraper. Résultat possible : vous abandonnez le régime. Raison de plus pour « expédier la balance » une seule fois par semaine – et pour ne pas accorder une importance démesurée à ces chiffres. Ils n'ont que le pouvoir que vous leur donnez.

Faites de l'exercice

Eh non, je n'ai pas oublié le stretching, l'aérobic, la danse, la marche, le vélo, bref l'éternel « bougez-vous » qui accompagne tout régime. Je sais qu'avec un mauvais taux de sucre, il est déjà assez difficile de vivre sa journée. C'est pourquoi je préfère introduire l'exercice physique une fois que mes patients ont stabilisé leur glycémie.

Mais une fois le moment venu, l'activité physique devient un élément essentiel de votre amaigrissement. De toute façon, la vitalité et l'énergie que vous aurez acquises vous donneront *envie* de bouger.

J'ai conçu mon propre programme physique, quinze minutes d'étirements pour vous mettre en train dès le matin, ainsi que des suggestions pour intégrer la gym dans votre emploi du temps. Tout cela sera traité dans le chapitre 8. Mais pour l'instant, pensez juste à deux ou trois petites choses élémentaires : prenez l'escalier au lieu de l'ascenseur ; garez-vous loin du magasin ; descendez du bus un ou deux arrêts avant votre destination ; marchez au lieu de prendre la voiture.

Pensez-y, c'est tout. Vous êtes sur le point de découvrir un nouveau style de vie. Vous vous sentirez véritablement bien. Votre corps changera – et votre comportement aussi. Mais allez-y doucement. Ça viendra !

Principes de santé

Pour un maximum de bienfaits et de kilos en moins, voici quelques autres principes de santé inhérents au Programme de cinq jours.

Principe de santé n° 1 :
Essayez de boire au moins huit verres d'eau par jour.
Du robinet, si elle est potable. Distillée. Plate. Gazeuse. Goût citron ou citron vert. Sous toutes ses formes et dans tous ses états, l'eau est impérative et essentielle. Non seulement elle élimine les déchets toxiques de votre corps, mais elle nourrit aussi vos cellules et permet le fonctionnement harmonieux de vos organes. La plupart des régimes conseillent entre six et huit verres d'eau (un verre = 200-250 grammes) par jour, mais selon des recherches plus récentes, huit à douze verres par jour, c'est encore mieux. Cette quantité n'englobe pas les infusions ou boissons décaféinées. Il s'agit d'eau et seulement d'eau – le véhicule le plus efficace jamais créé pour éliminer.

QUE D'EAU, QUE D'EAU !

L'eau, c'est bon pour vous. Les anciennes écoles de diététique disaient que l'eau calmait l'appétit. Sottise ! L'eau nettoie votre système ; elle vous hydrate. Mais elle ne vous remplit pas. C'est l'équilibre glycémique qui vous débarrassera de vos fringales – pas l'eau.
Cependant, si vous fabriquez trop d'acides gastriques, cette surproduction peut entraîner une sensation de faim. Lorsque vous buvez beaucoup d'eau, ces acides sont dilués – ce qui vous donne une illusion de satiété. Mais en réalité, vous n'avez fait que noyer le poisson – ou les acides !

Voici quelques façons de boire votre eau :

- Essayez de boire une tasse d'eau chaude avec du citron pressé en vous levant le matin. Cela facilite la digestion, ainsi que l'élimination, tout en vous rafraîchissant.
- Buvez un verre d'eau avant chaque repas.
- Conservez une grande bouteille d'eau dans votre bureau. Il est plus facile de la boire à température ambiante. Vous pouvez en prendre une gorgée de temps en temps sans même y penser. Ou la vider d'une traite et en avoir fini une fois pour toutes.
- Buvez un verre d'eau dès votre réveil.
- Prenez un grand verre d'eau avec vos suppléments vitaminiques.

« MARRE » DE CAFÉ !

Nous savons tous que les infusions sont meilleures pour notre organisme, mais si vous avez besoin de votre café, allez-y et buvez-le. Vous pouvez y ajouter du lait écrémé, mais surtout ni sucres ni édulcorants. Une fois votre glycémie équilibrée, je vous promets que vous ne tiendrez plus autant à votre café – c'est pourquoi je ne m'inquiète pas particulièrement pour les gens qui, au départ, « ne peuvent pas vivre sans ». Au cours des premières semaines, essayez d'en consommer le minimum possible ou essayez de boire du décaféiné l'après-midi.

Principe de santé n° 2 :

Prenez un supplément de vitamines et minéraux au petit déjeuner.

Bien que mon programme préconise une alimentation saine, riche en vitamines et minéraux nécessaires pour votre corps, ces compléments alimentaires sont indispensables pour plusieurs raisons. Et des raisons importantes.

D'abord notre façon de vivre. Même si nous affirmons le

contraire, la « qualité de vie » n'est pas ce qui caractérise notre quotidien. Nous travaillons, nous prenons les transports en commun ou la voiture, nous passons du temps avec notre famille, nous faisons nos courses et corvées journalières et si nous avons de la chance, nous passons une bonne nuit de sommeil. Mais beaucoup d'entre nous fonctionnent comme Paul, un as de la finance, qui a toujours avec lui une valise prête, avec des vêtements et un nécessaire de toilette, en prévision d'un déplacement imprévu.

Nos ancêtres ne connaissaient certainement pas les réunions qui s'éternisent, les délais impossibles à tenir, les encombrements quotidiens. Notre environnement actuel, frénétique et pollué, est source d'irrégularités dans notre rythme alimentaire et d'un surcroît de stress – ce qui entraîne des besoins nutritionnels plus importants. Seul un complexe polyvitaminé peut combler ce manque.

Le secteur agro-alimentaire a également bien changé. Disparues les anciennes méthodes pratiquées dans les fermes d'autrefois. La plupart de notre nourriture est importée – et nous n'avons aucun contrôle sur le mode de production ou de culture. C'est malheureux à dire : nous vivons dans un monde toxique. Le sol ne contient plus autant de substances nutritives qu'autrefois ; l'usage des engrais chimiques est monnaie courante ; les aliments produits manquent parfois des vitamines et minéraux essentiels. Par exemple, le sélénium, un important antioxydant qui, selon certaines études, joue un rôle dans la prévention du cancer, se trouvait jadis en abondance dans le sol – et donc dans nos aliments, particulièrement dans l'oignon et l'ail. Mais plus maintenant : aujourd'hui, sans prendre d'oligo-éléments, vous n'aurez pas assez de sélénium. Prenons un cas frappant : dans le nord-est des États-Unis, la pénurie de sélénium dans le sol est un fait établi et on constate un nombre très élevé de cancers.

Ajoutez à cela le fait que nos activités sont peu physiques et que nos habitudes alimentaires nationales s'orientent de plus en plus vers la restauration rapide ou le *fast food*. Et vous comprendrez aisément pourquoi un supplément polyvitaminé est absolument indispensable – même si vous suivez mon programme, aussi sain et équilibré soit-il.

À PROPOS DE COMPRIMÉS

Votre supplément de vitamines et de minéraux doit contenir les éléments et dosages suivants :

VITAMINES	POURCENTAGE DE L'AQR*
Vitamine A (beta-carotène), 10 000 IU	200 %
Vitamine D, 400 IU	100 %
Vitamine E, 60 IU	200 %
Vitamine K, 60 µg	*
Vitamine C, 120 mg	200 %
Acide folique, 400 µg	100 %
Vitamine B1, 1,5 mg	100 %
Vitamine B2, 2 mg	100 %
Vitamine B6, 2 mg	100 %
Vitamine B12, 6 µg	100 %
Acide pantothénique, 10 mg	100 %
Biotine, 30 µg	10 %
Calcium, 162 mg	16 %
Phosphore, 109 mg	11 %
Iode, 150 µg	100 %
Fer, 9 mg	50 %
Magnésium, 100 mg	25 %
Cuivre, 3 mg	150 %
Zinc, 22,5 mg	150 %
Manganèse, 2,5 mg	*
Potassium, 40 mg	*
Chrome, 100 µg	*
Molybdène, 25 µg	*
Sélénium, 45 µg	*
Nickel, 5 µg	*
Étain, 10 µg	*
Silicone, 2 µg	*
Vanadium, 10 µg	*
Bore, 150 µg	*

* AQR (Apport quotidien recommandé) non établi
µg (microgramme)

Principe de santé n° 3 :
Prenez un complément de calcium chaque jour, de préférence avant de vous coucher.

Vous remarquerez vite que mon programme ne comporte pas de yaourt – pas beaucoup de laitages en général. Et pour une bonne raison : le yaourt, par exemple, est très hyperglycémiant. Comme le pain blanc, les biscottes et les bananes, il contient une protéine qui facilite son absorption. C'est très sain, mais cela ne vous aidera pas à contrôler vos fringales ou perdre du poids. Le lait lui-même contient du lactose, qui présente les mêmes propriétés que ces aliments extrêmement combustibles. Comme je l'ai déjà dit, certains produits laitiers, particulièrement les desserts allégés tels que les glaces au yaourt ou au lait, peuvent déclencher un déséquilibre chimique et entraîner des fringales – tandis que d'autres laitages engendreront un surplus de graisse.

Karla pensait être parfaite en commandant une glace au yaourt pour le déjeuner. Après tout, c'était peu calorique, bon pour la santé et délicieux, ce qui ne gâtait rien !

Cependant, à peine deux heures plus tard, son ventriloque glycémique commençait à la harceler : « Nourris-moi ! Nourris-moi maintenant ! » Elle courut jusqu'à la cafétéria et acheta un sandwich qu'elle avala à son bureau. À l'heure du dîner, elle était totalement submergée par ses fringales. Elle mangea des pâtes, du pain et du gorgonzola, ce qui acheva de déséquilibrer son taux de sucre.

À présent, nous savons que la glace au yaourt n'est pas conseillée. Il existe d'autres aliments riches en calcium, qui contiennent moins de sucre et moins d'enzymes déclencheurs de fringales et trop facilement digérés – et ce ne sont pas nécessairement des liquides blancs ! Faites en sorte de manger, chaque jour, au moins l'un des aliments riches en calcium cités ci-dessous, pour être sûr d'absorber votre ration quotidienne de calcium.

ALIMENTS RICHES EN CALCIUM

Sardines (avec arêtes)	3 portions (85 g)	372 mg de calcium
Lait écrémé	8 portions (225 g)	302 mg
Huîtres	1 tasse à thé	226 mg
Farine	1 tasse à thé	189 mg
Saumon en boîte	3 portions (85 g)	150 mg
Épinards cuits	1 tasse à thé	244 mg
Brocolis cuits	1 tasse à thé	178 mg
Cottage cheese	1/2 tasse à thé	63 mg
Orange	1 moyenne	60 mg
Tofu	4 portions (120 g)	154 mg
Chou vert	1 tasse à thé	206 mg
Fanes de navets	1 tasse à thé	267 mg
Lait de soja	1 tasse à thé	146 mg

N'oubliez pas que le calcium est une substance nutritive indispensable. Nous en avons besoin en quantités différentes selon les âges. Généralement, je conseille à mes patients de prendre un ou deux suppléments de 200 mg de calcium. Il en existe de nombreuses variétés, mais je privilégie le mélange citrate de calcium et magnésium. Il n'a pas le même potentiel de toxicité que le calcium d'origine marine et le magnésium permet de conserver un bon équilibre minéral. Cependant, il arrive que certaines personnes ne tolèrent pas la combinaison de magnésium et de calcium. Le magnésium est un laxatif alors que le calcium est un constipant. Il est absolument indispensable de consulter votre médecin afin de déterminer le type de supplément et le dosage qui vous conviennent.

RATIONS QUOTIDIENNES DE CALCIUM

Adolescents (16-19 ans)	1 500 mg
Adultes (hommes et femmes)	1 500 mg

Femmes en cours de ménopause	1 800 mg
Femmes enceintes ou allaitant	2 000 mg
Femmes ménopausées	1 500 mg

Ces quantités peuvent être obtenues en combinant des aliments riches en calcium et des suppléments de calcium.

Je suggère également à mes patients de prendre leur supplément le soir. Le calcium est un tranquillisant naturel. Il stimule les substances chimiques de votre cerveau pour qu'il vous ordonne de dormir. Votre grand-mère savait bien qu'un verre de lait chaud avant de se coucher valait toutes les berceuses du monde !

LE LAIT N'EST PAS TOUJOURS VOTRE MEILLEUR AMI

Il suffit de voir les tonnes de publicités et d'articles affirmant que le lait est excellent contre l'ostéoporose pour se jeter sur la première bouteille venue et l'avaler d'une traite. Mais réfléchissons un peu. C'est le calcium qui agit et *non* le lait. La ration de calcium recommandée, pour une femme entre 24 ans et la ménopause, est de 1 500 milligrammes. Pour les femmes en cours de ménopause, elle peut atteindre 1 800 milligrammes. Or le lait, entier ou écrémé, ne contient que 300 milligrammes par verre de 200-250 grammes. Imaginez la masse de lait qu'il vous faudrait ingurgiter pour arriver à la quantité requise – sans compter les effets secondaires dus à l'intolérance au lactose : ballonnements, gaz ou brûlures d'estomac.

Pour absorber du calcium, vous pouvez aussi aller chez votre marchand de primeurs – et pas seulement chez votre fromager. Les suppléments peuvent vous apporter les milligrammes qui vous manquent chaque jour. Je suggère le citrate de calcium. Le calcium à base de coquilles d'huîtres peut être contaminé par des toxines marines.

Principe de santé n° 4 :
Vous pouvez utiliser des graisses – avec modération.

En fait, je conseille de consommer certaines graisses insaturées – jusqu'à trois cuillers à thé par jour. Mon programme est un régime raisonnable, adapté à un mode de vie raisonnable. Notre corps ne peut pas fabriquer tous les acides gras essentiels, nous avons donc *besoin* d'une certaine quantité de graisse insaturée dans notre alimentation, pour être en bonne santé, avoir des cheveux brillants, une peau lisse et des ongles solides. Quelques gouttes d'huile d'olive vierge ou de canola dans une salade peuvent faire la différence : vous aurez l'impression de manger quelque chose de bon, au lieu de vous sentir frustré. Badigeonner vos légumes d'une huile pressée à froid, avant de les faire griller, rehausse leur saveur.

PRESSONS, PRESSONS

Si vous voyez les mots *pression à froid* ou *vierge* sur votre bouteille d'huile d'olive, ce n'est pas un alibi pour la rendre plus onéreuse. La pression à froid est un processus de fabrication qui rend l'huile d'olive réellement plus saine.

Tous les oléagineux doivent être chauffés pour donner l'huile que vous trouverez chez votre épicier. Malheureusement, il faut atteindre des températures extrêmes pour obtenir le maximum d'huile – ce qui réduit leur valeur nutritionnelle et génère les dangereux « radicaux libres » dont on nous rebat les oreilles. Ceux-ci ont une structure moléculaire qui contient un électron supplémentaire, doté d'un potentiel magnétique qui le rend hautement tenace et malléable. Ces radicaux libres sont tellement réactifs qu'ils jouent sans doute un rôle dans le développement de certains cancers, maladies cardio-vasculaires, infarctus, paralysies, ainsi que dans le vieillissement. Mais l'huile d'olive pressée à froid est fabriquée à une température bien inférieure. Les substances nutritives sont ainsi préservées et les radicaux libres évités.

Je ne conseille pas de mesurer les graisses que vous consommez. Vous jugerez par vous-même. Une cuillerée à midi. Quelques gouttes sur votre fourchette, étalée sur votre salade. C'est bon pour vous – et cela n'a rien à voir avec des morceaux de poulet frits, remplis de cholestérol et de graisse saturée.

À PROPOS DE GRAISSE

Le saviez-vous ? Consommer des matières grasses aide à brûler les graisses stockées dans votre corps et à calmer votre appétit. Mais c'est un équilibre subtil à trouver. Un excès de graisse stagnera trop longtemps dans votre intestin. Résultat : un taux de sucre très très bas.

Il faut tenir compte du gourmand qui sommeille en vous. Vous devez adapter votre régime de façon à satisfaire vos sens. Sinon, tôt ou tard, vos besoins psychologiques submergeront votre équilibre physiologique et vous serez de retour au pays de l'hypoglycémie.

PIZZA, PIZZA

Oui, vous pouvez manger de la pizza dans le Programme de cinq jours. Une fois par semaine, procurez-vous ce plaisir. Dans une part, le fromage maintient votre équilibre glycémique. La pâte est considérée comme féculent, et il suffit donc d'appliquer les règles : une part pour le déjeuner ou pour le dîner. Et *toujours* une salade avec votre pizza. Rappelez-vous : les légumes verts constituent l'essentiel de vos repas, pour permettre de stabiliser votre taux de sucre.

Et si vous désirez une ou deux parts de plus, mangez-les... en tant qu'extra.

Principe de santé n° 5 :
Limitez le sel.

Oui, je sais, vous connaissez la rengaine. Nous consommons trop de sel. L'Association américaine pour le cœur recommande d'absorber moins de 3 grammes de sel par jour pour une alimentation saine – et encore moins si vous avez une tension élevée et autres troubles cardiaques.

J'ai constaté qu'après avoir commencé mon régime, les gens ont moins envie de sel. Leurs papilles se réveillent et ils trouvent les mini-carottes sucrées, les pommes savoureuses, les épices et herbes fraîches délicieuses. Je n'encourage pas l'usage du sel parce que, même si ce n'est pas prouvé à cent pour cent, le sel est censé favoriser les hausses de tension et donc les maladies coronariennes. Suivez toujours les conseils de votre médecin concernant le sel, particulièrement si vous souffrez d'hypertension.

Pour ceux qui n'ont pas de problème de tension et qui ne peuvent vivre sans sel, je n'en fais pas grand cas – surtout au cours des premières semaines. Mais je suggère les choses suivantes :

- Goûtez un plat avant de le saler.
- N'utilisez que peu ou pas de sel pour la cuisson.
- Essayez de remplacer la pincée de sel par une pincée d'herbes ou d'épices, telles que les fines herbes, au goût subtil et doux, ou les herbes de Provence, délicieuses dans une sauce tomate ou une soupe.

À PROPOS DU CHOLESTÉROL

Le cholestérol n'est pas nécessairement mauvais. Cette substance cireuse fabriquée par notre corps est vitale pour le fonctionnement de notre système. Mais il ne faut pas abuser des bonnes choses. Si nous consommons trop d'aliments d'origine animale, le cholestérol peut s'accumuler dans nos artères et les obstruer.

Fondamentalement, le cholestérol est véhiculé dans notre sang par les lipoprotéines, des particules de protéine et de graisse produites dans le foie. La lipoprotéine qui achemine le cholestérol dans les divers organes s'appelle le L.D.L.,-« Low Density Lipoprotein », c'est-à-dire lipoprotéine de basse densité. On la qualifie aussi de « mauvais » cholestérol parce que, si elle s'accumule et n'est pas éliminée ou traitée par nos cellules, le cholestérol et la graisse contenus dans le L.D.L. se fixent sur les parois artérielles et obstruent les artères, entraînant des infarctus et des paralysies.
Le H.D.L., lipoprotéine de haute densité, correspond au « bon » cholestérol. Cette lipoprotéine transporte l'excès de cholestérol et les déchets jusqu'au foie, pour qu'ils soient de nouveau traités ou éliminés. C'est en quelque sorte un aspirateur qui ramasse les détritus laissés sur les parois artérielles par les L.D.L., pour permettre à nos artères de rester ouvertes, propres et saines.
Une accumulation de L.D.L. peut être d'origine génétique. Mais cela provient aussi du fait que nous consommons trop d'aliments riches en cholestérol, tels que les viandes et le foie, ou trop d'huiles saturées.
Les graisses insaturées, quant à elles, favorisent la production de H.D.L. ou, du moins, maintiennent l'accumulation de L.D.L. à un niveau minimum. Les graisses poly-insaturées baissent le taux *global* de cholestérol, qu'il s'agisse du « mauvais » L.D.L. ou du « bon » H.D.L.. Les graisses mono-insaturées, telles que l'huile d'olive ou de canola, ne diminuent que le L.D.L. et laissent intacte la quantité de « bon » H.D.L.
Dernière remarque : l'exercice physique, que ce soit la marche ou la natation, favorise la hausse du taux de H.D.L.

En résumé : Le Programme de cinq jours

1. Prenez votre petit déjeuner dans la demi-heure suivant votre réveil (dans les quarante-cinq minutes si vous faites votre gymnastique matinale).
2. Le petit déjeuner se compose d'une protéine et d'un pain ou, un jour sur deux, de céréales recouvertes de lait écrémé.
3. Prenez votre première collation croque-dur dans les deux heures suivant le début de votre petit déjeuner.

4. Prenez votre deuxième collation croque-dur dans les deux heures suivant la première, s'il n'est pas encore l'heure de déjeuner.
5. Essayez de déjeuner avant treize heures (particulièrement si vous êtes un lève-tôt). Le déjeuner se compose d'une protéine et de légumes (plus un légume croque-dur pour maintenir votre glycémie), ou d'un repas végétarien. Une salade avec un soupçon d'huile constitue toujours un bon choix. Le pain est optionnel.
6. Les collations de l'après-midi sont séparées de trois heures maximum. On peut les prendre avant mais jamais passé ce délai. On peut manger des croque-doux dans ce créneau de la journée. Les collations peuvent être au nombre de une ou deux avant le dîner.
7. Le dîner se compose toujours de légumes et de protéines, ou d'un repas végétarien. Ajoutez du pain complet, des féculents, des pommes de terre ou des haricots en respectant les fréquences suivantes : pour les hommes, une fois par jour, pour les femmes, seulement un jour sur deux – au déjeuner *ou* au dîner, jamais aux deux (sauf si vous prenez un repas végétarien).
8. Le déjeuner et le dîner doivent se composer à 30-40 % de légumes, salades comprises.
9. Ne mangez pas de pâtes plus de deux fois par semaine, et seulement pour le dîner.
10. Essayez de prendre un repas végétarien par jour. C'est bon pour la santé.
11. Prenez un supplément de vitamines et de minéraux le matin.
12. Prenez un supplément de calcium au coucher.
13. N'oubliez pas vos extra. Une fois votre taux de sucre équilibré, faites-vous un ou deux « plaisirs gourmands » par semaine en savourant quelque chose que vous adorez.
14. Tenez un journal alimentaire.

C'est tout ! Vous disposez à présent des outils nécessaires pour commencer votre propre Programme de cinq jours. Il ne vous reste rien d'autre à faire que de « pousser la porte de mon cabinet, vous asseoir et vous y mettre... ».

Les aliments du Programme de cinq jours

PROTÉINES

Les viandes doivent être cuites au four, au micro-ondes ou à la vapeur, grillées, bouillies ou pochées. Vous pouvez utiliser une petite quantité de graisse insaturée pour les faire sauter ou revenir rapidement. Enlevez la peau de toutes les volailles avant de les manger : elle contient le maximum de graisse et de calories (dans un poulet moyen de un kilo et demi, la viande contient environ 800 calories et la peau pas moins de 1 900 calories !). N'ajoutez pas de chapelure et ne badigeonnez pas la viande d'huile avant la cuisson. Essayez les marinades à base de vinaigre et de diverses épices. Les protéines contenant le moins de graisses malsaines sont le *tofu*, le *tempeh* et le poisson. Les protéines riches en graisse saturée et en cholestérol doivent être consommées en quantités limitées. Elles sont signalées par un astérisque. *Ceux qui souffrent d'un taux élevé de cholestérol, d'hypertension ou qui, pour d'autres raisons et sur les conseils de leur médecin, doivent réduire leur cholestérol, doivent plus particulièrement éviter les aliments marqués d'un astérisque.*

POISSONS

Anguille
Bar
Cabillaud
Calamar
Carrelet
Églefin
Espadon
Flétan
Hareng
Lieu
Lotte
Maquereau
Merlan
Mérou
Poulpe
Sardines, fraîches ou en boîte à la sauce tomate
Saumon, frais ou en boîte au naturel
Thon, frais ou en boîte au naturel
Truite

COQUILLAGES

Clams
Crabe
Crevettes
Écrevisses
Homard
Huîtres
Langoustines
Langoustes
Moules
Palourdes
Praires
Saint-Jacques

VIANDES ET VOLAILLES

* Agneau, côtelettes, épaule ou gigot (une côtelette = une portion)
* Bœuf, haché ou en steak, filet, rumsteck, rosbif, entrecôte, hampe, bavette, onglet, merlan, côte

Caille, sans peau

* Canard, sans peau

Dinde, blanc, sans peau

* Dinde, cuisse, sans peau

Jambon dégraissé
Jambon de dinde ou de poulet
Pintade, sans peau

* Porc, côtes, grillades, rôti

Poulet (si possible élevé au grain et en plein air), blanc, sans peau

* Poulet (si possible élevé au grain et en plein air), cuisse, sans peau
* Veau, médaillons, rôti ou côtes.

FROMAGES

En raison de leur haute teneur en matière grasse, les fromages ne seront consommés que deux fois par semaine. Privilégiez le fromage blanc, à 0 % ou à 20 %, et les fromages allégés (il y en a de plus en plus : il existe même des camemberts à 20 % de M.G.). Ne prenez jamais de fromages qui dépassent 45 % de M.G.

Brie (45 %)
Camenbert (45 %)
Cantal
Cheddar
Edam
Feta allégée
Gouda
Munster (45 %)
Parmesan
Pyrénées
Raclette
Ricotta allégée
Tomme (20 %)

Gruyère	Crème de gruyère (20 %)
Mimolette	Cottage cheese allégé
Mozzarella allégée	Fromage blanc (0 % ou 20 %)

N'oubliez pas les correspondances suivantes :
1/3 à 1/2 tasse de cottage cheese allégé = 1 yaourt = 3 blancs d'œuf = 1 ou 2 œufs (selon que vous êtes une femme ou un homme) = 1 à 4 portions de *tempeh* (idem).

REPAS VÉGÉTARIEN

Prenez des repas végétariens aussi souvent que vous le désirez. J'en recommande au moins un par jour. Il peut contenir :

- une pomme de terre moyenne au four avec une salade et/ou d'autres légumes.
- des haricots ou une soupe de légumes (avec des morceaux de pomme de terre) et une salade.
- des pâtes (une demi-assiette ou une petite assiette) et des légumes avec une salade (deux fois par semaine et seulement pour le dîner).
- 1 tasse à thé (femmes) à 1 tasse à thé et demie (hommes) de riz brun, de millet, de boulgour ou de couscous, servi avec des légumes à la vapeur ou une salade.

Ou innovez. Utilisez les protéines suivantes combinées avec au moins une tasse de graines :

- lentilles : 1/2 tasse à thé pour les femmes, 2/3 à 3/4 de tasse à thé pour les hommes
- lait de soja : une tasse à thé
- fromage de soja : deux portions (60 g)
- *tofu* : 3 portions (85 g)
- haricots tels que les Soissons, haricots blancs, noirs ou rouges, flageolets, fèves, pois chiches, haricots de soja : 1/2 tasse à thé pour les femmes, 2/3-3/4 de tasse à thé pour les hommes

Si vous êtes végétarien, adaptez votre régime de façon à consommer des haricots et des légumes féculents au déjeuner et au dîner. Accompagnez toujours vos protéines de graines et d'une variété de légumes. Essayez de manger des produits à base de soja (*tofu*, fromages), qui sont riches en protéines.

FRUITS

Les fruits contiennent bien des vitamines et des substances nutritives nécessaires à notre santé. En plus, ils sont délicieux, et vous apportent une recharge de sucre si vous sentez poindre une fringale. On peut les consommer comme croque-doux, à des heures bien précises et en quantité correcte, au cours de l'après-midi. Les fruits, autres que les pommes et poires, peuvent aussi constituer une collation supplémentaire si vous pesez plus de cent kilos. Mais essayez de ne pas prendre de fruit après dîner : cela peut déstabiliser votre taux de sucre.
Les fruits se mangent crus ou, s'ils sont surgelés, sans sucre ni sirop, ni jus. La quantité correcte correspond à un fruit de taille moyenne, sauf pour les cas précisés ci-dessous.

Abricots (4 petits)
Fraises (1/4 d'une tasse à thé)
Framboises, myrtilles, mûres (2/3 de tasse à thé)
Kiwi (1)
Mandarines (2 petites)
Melon (1/2 petit)
Nectarine ou Brugnon (1)
Orange (1)
Pamplemousse (1/2)
Pêche (1)
Poire (1)
Pomme (1)
Prunes (2 petites)

FÉCULENTS OU HYDRATES DE CARBONE

Les céréales, graines, pains, crackers, pâtes, pois, maïs, potirons, haricots, lentilles, et pommes de terre sont tous des féculents. Les pains et crackers complets sont meilleurs que ceux à la farine blanche – qui sont très hyperglycémiants. Le pain au déjeuner est optionnel ; *il ne faut pas le garder pour le dîner.* Choisissez plutôt d'autres féculents pour varier les goûts, maintenir votre taux de sucre et absorber des aliments plus nutritifs.

CÉRÉALES

Les céréales, qu'elles soient froides ou chaudes, ne doivent être consommées que le matin au petit déjeuner, et seulement un jour sur deux. Choisissez des céréales complètes et, bien sûr, sans sucre.

Une tasse à une tasse et demie de céréales nature, complètes et non sucrées :

Riz soufflé et blé soufflé (ex. Rice Crispies, Spécial K de Kellogs, Fitness de Nestlé)
Nut Feast de Kellogs
Weetabix
All Bran de Kellogs ou Brandy fibres de Monoprix
Germes de blé (3 cuillerées à soupe)
Une tasse de bouillie cuite, style Blédine sans sucre
Une tasse de semoule cuite au lait écrémé
Une tasse de riz brun au lait écrémé
Une tasse de flocons d'avoine
Une tasse de germanmüesli aux cinq céréales sans sucre
Une tasse de Muesli sans sucre de Monoprix

PAINS ET CRACKERS

Il existe toutes sortes de pains de campagne, de pains complets, de pains de son ou de seigle, au sésame, aux cinq céréales, aux six céréales, aux sept céréales, et même la baguette est maintenant enrichie par différentes céréales. Demandez à votre boulanger le nom de ces nouvelles baguettes. N'oubliez pas que le pain a un fort index glycémique et qu'il ne sera pas aussi bénéfique que les autres féculents. Pour cette raison, mangez-le au petit déjeuner. Il sera en option au repas de midi.

1 tranche de pain de campagne
1 tranche de pain de seigle
1/8 de baguette enrichie
1 tranche de pain complet
1 tranche de pain aux 5, 6 ou 7 céréales (selon les boulangeries)

3 crackers Wasa au blé entier ou au seigle
1 petit pain complet, deux fois par semaine, au déjeuner ou au dîner.
1 pita moyenne

FÉCULENTS

Les féculents se consomment au déjeuner et au dîner. Les femmes peuvent en prendre un jour sur deux, les hommes, tous les jours. Cependant, en cas de repas végétarien, il est impératif d'en manger. Innovez. Essayez de nouvelles recettes.

GRAINES/PÂTES/RIZ

Les graines peuvent être cuites à la vapeur, dans l'eau bouillante ou au micro-ondes. Les portions sont de 2/3 à 3/4 de tasse à thé pour les hommes et de 1/2 tasse à thé pour les femmes, sauf indication contraire, s'ils accompagnent une protéine animale. (Dans un repas végétarien, les hommes peuvent en prendre 1 tasse 1/2, et les femmes 1 tasse.)

Boulgour	Pâtes :	toutes variétés,
Couscous		*seulement pour le dîner*
Kacha		et deux fois par semaine
Orge	Riz :	grain long ou court,
		de préférence brun

DU RIZ, OH OUI !

Limitez les pâtes à deux fois par semaine maximum parce qu'elles sont très hyperglycémiantes et trop faciles à assimiler. Vous pouvez en manger au dîner mais *jamais* au déjeuner. Je vous suggère un autre choix, pour varier les plaisirs et avoir une meilleure glycémie : le riz. Riz pilaf, riz thaï, risotto se marient tous bien aux légumes et à la viande, particulièrement mijotés avec de l'ail ou de l'oignon. En fait, selon un récent article paru dans le *New York Times*, de plus en plus d'Américains mangent du riz et la consommation annuelle de riz par personne a augmenté de 5 kilos.

LÉGUMES FÉCULENTS

On peut les manger à la vapeur, grillés (badigeonnés d'huile d'olive) ou cuits au micro-ondes.

Courges (potirons) : 1 tasse à thé
Ignames : 2/3 tasse à thé
Maïs : 1 épi
Navets : 1 tasse à thé
Petits pois : 1/2 tasse à thé
Pomme de terre au four : 1 nature

HARICOTS SECS

Ils constituent une bonne source de protéines pour les repas végétariens. Ils sont peu onéreux et contiennent beaucoup de fibres. Les portions sont de 2/3 à 3/4 de tasse à thé pour les hommes et de 1/2 tasse à thé pour les femmes (en accompagnement d'une protéine animale). Les portions sont plus importantes dans les repas végétariens (voir les repas végétariens au chapitre 3). Vous pouvez acheter vos haricots en boîte et simplement les réchauffer avec des oignons, de l'ail, de la coriandre et autres épices. Vous pouvez également les acheter frais. Ils seront alors plus longs à préparer mais ne contiendront aucun conservateur. Il faudra les ébouillanter puis les rincer soigneusement avant de les cuire. Cela peut prendre deux heures. Suivez les indications sur le paquet ou dans un livre de recettes.

Fèves
Flageolets
Haricots noirs
Haricots rouges
Haricots blancs
Lentilles
Soissons
Pois chiches

LÉGUMES

Les légumes contiennent des substances nutritives essentielles, telles que le calcium et autres vitamines et minéraux, des fibres et des hydrates de carbone complexes. De plus, ils sont hypocaloriques et ne contiennent ni graisse, ni sucre ou sel ajouté. Ils sont *toujours* meilleurs frais ou surgelés qu'en boîte (où il y a *toujours* du sel ajouté). Les légumes vert foncé et jaunes, tels que les brocolis, les épinards et les carottes, contiennent une grande variété de vitamines et minéraux. Essayez d'en manger tous les jours. Essayez également de consommer les légumes riches en vitamine C (marqués par un astérisque).

Les légumes peuvent être cuits à la vapeur, au four, grillés avec un soupçon d'huile d'olive ou sautés trois minutes dans une poêle. La quantité minimale est 1/2 tasse de légumes cuits ou 1 tasse de légumes crus. Au moment des repas, vous pouvez manger au moins deux légumes différents, deux cuits, deux crus, ou un cuit et un cru. Une salade croquante est considérée comme un légume. Et surtout, n'oubliez pas : il *faut* manger des légumes au déjeuner et au dîner.

Certains de ces légumes peuvent constituer des croque-durs, si vous les consommez au bon moment et en quantité correcte (voir la liste de croque-durs ci-dessous). Vous pouvez aussi les manger entre vos collations et repas réguliers. Ils peuvent constituer 30 à 40 % de vos repas. Le plus important ? La variété. Les légumes ne signifient pas nécessairement tristesse et ennui !

Artichauts
* Asperges
Aubergines (Attention : les aubergines absorbent toutes les graisses durant la cuisson. Alors moins il y en a, mieux c'est.)
* Brocoli
* Carottes
Céleri
Céleri-rave
Champignons (toutes sortes)
Chicorée
Chou (vert ou rouge)
* Chou-fleur
Chou-rave
Concombre
Courges
Courgettes
Cresson
Daïkon (radis japonais)
Échalotes
Endives
Épinards
Fenouil
* Gombos (okra)
Haricots verts
Haricots plats coco
Mesclun
Navets
Oignons
Petits pois
Pissenlits
Poireaux
* Poivrons (toutes couleurs)
Radis
Salade (romaine, laitue, batavia, mâche... plus elle est foncée, meilleur c'est.)

Scarole
Tomates (Si vous voulez faire une sauce, assurez-vous qu'elle ne contienne ni sucre, ni graisses. Et n'oubliez pas : les tomates sont meilleures que la sauce et la sauce est meilleure que le jus.)

CROQUE-DURS

Ce sont vos collations de contrôle, les aliments que vous devez manger à intervalles précis – en commençant deux heures après le petit déjeuner – afin d'équilibrer et de maintenir votre taux de sucre. Ces croque-durs constituent l'outil le plus efficace dont vous disposez. Il ne faut ni cuire, ni hacher, ni râper ces aliments. Plus ils sont coupés en gros morceaux et difficiles à mâcher, mieux c'est. N'oubliez pas que la mastication actionne vos mâchoires, ce qui stimule l'hypophyse et entraîne une production constante et régulière d'hormones favorisant une bonne glycémie. Les quantités sont les mêmes pour les hommes et les femmes.

2 carottes
10 mini-carottes
1 mini-concombre (ceux qui servent à faire les molossols)
4 belles fleurs de chou-fleur
2 tiges de céleri
1 tasse de chou blanc, vert, rouge ou chinois
1 bulbe de fenouil
1 poivron rouge, jaune ou noir
1 cœur d'artichaut cru
1 tasse de champignons de Paris croquants
1 tasse de radis rouges ou de radis noirs
1 pomme moyenne
1 poire moyenne

CROQUE-DOUX

Ces aliments constituent un autre outil important du Programme de cinq jours. On doit les consommer à intervalles précis – le premier dans les trois heures suivant le déjeuner – et *seulement l'après-midi.* Les croque-doux sont plus riches en sucre que les croque-durs, et si votre glycémie n'est pas équilibrée, ils peuvent nuire au processus de stabilisation. Une fois votre déjeuner terminé, vous n'avez plus qu'à maintenir votre taux de sucre ; vous n'avez plus besoin de stimuler l'hypophyse. Vous pouvez toujours savourer un croque-dur ou opter pour l'un des aliments suivants. Attention : évitez les croque-doux trop mûrs ; ils sont trop sucrés. Les quantités sont les mêmes pour les hommes et les femmes.

1 pêche moyenne
2 petites prunes
1/2 pamplemousse
4 petits abricots
1/2 melon de petite taille
1 orange moyenne
2 petites mandarines ou clémentines
1 bol de fraises
1 tasse à thé de framboises, de groseilles, de myrtilles, de mûres
1 nectarine moyenne

EN-CAS D'URGENCE

Voici les aliments que vous pouvez grignoter en cas de fringale particulièrement tenace. Cela peut arriver dans les cinq premiers jours, lorsque votre *tête de lard* se rebiffe contre le changement. Les aliments cités ci-dessous ne vous feront pas prendre de kilos et ne déséquilibreront pas votre glycémie. Ils constituent une sorte de cataplasme de sucre ou de féculent qui soulage la sensation de manque. Leur rôle est d'amadouer la fringale jusqu'à ce qu'elle disparaisse.

1 tranche de melon
1/4 d'orange
1 clémentine
1 gressin
1 cracker sans sel et sans sucre
1/2 tranche de pain complet ou aux céréales

1 légume choisi dans la liste légumes
1 pomme ou 1 poire en plus du croque-dur déjà choisi
1 infusion sans sucre et sans goût de miel ajouté

PENSEZ AUX EXTRA

La « règle d'or » du programme, une bonne glycémie, devient critique au moment de votre extra. Alors un homme averti en vaut deux. Il est important de savoir que vous en subirez l'impact le lendemain, s'il s'agit d'un aliment déclencheur contenant du sucre ou de l'alcool. Le jour suivant, il vous faudra donc récupérer. Faites très attention à respecter vos heures de repas et de collations, à écrire votre journal et à faire de l'exercice.
Certains d'entre nous peuvent être totalement déstabilisés par un extra. Si vous êtes un vrai gourmand de sucre, je vous suggère d'éviter les aliments (desserts *et* fruits) sucrés ainsi que l'alcool. Idem pour les fous de féculents : une « dose » peut vous faire perdre la tête. Donc... bannissez les pâtes, les biscuits et les croissants – si vous le pouvez. N'oubliez pas que cette décision *vous* appartient. Vous contrôlez la situation, grâce à la bonne glycémie que procure le Programme de cinq jours. Une fois ma méthode intégrée, vous pouvez faire ce que vous voulez. Un ou deux jours de récupération après un extra peuvent en valoir la peine !
Il existe cinq catégories d'extra :

Alcool
Amuse-gueule
Plat cuisiné
Supplément de féculents
Dessert

Attention : Ceux qui souffrent d'un excès de cholestérol ou d'hypertension doivent réduire leur consommation de matières grasses, même pour leurs extra. Consultez votre médecin avant de décider, parmi les « plaisirs gourmands », ceux qui constitueront vos extra.

Voici quelques suggestions pour satisfaire vos papilles :

Salade du chef (salade verte, bâtonnets de gruyère et de jambon, tomates et vinaigrette)

Cocktail de crevettes
Pamplemousse au crabe ou aux crevettes
Bisque de homard
Soupe de poisson
Gratin d'aubergines au parmesan
Côte de veau à la normande
Rôti de bœuf en sauce
Pâtes au pistou
Pâtes à la sauce bolognaise
Pâtes carbonara
Sandwich au jambon cru, au saucisson, au gruyère, au camembert, etc.
3 petits rouleaux de printemps vietnamiens
1 rouleau de printemps chinois
1 verre de sancerre ou de chablis, etc.
1 part de tarte aux pommes maison
1/6 de camembert, de coulommiers, de langres, de maroilles
2 boules de glaces à la chantilly
1 truffe au chocolat
1 portion supplémentaire de féculents ou de viande
3 *dim sun* à la vapeur
1 portion de poulet Szechuan aux brocolis
1 poignée de noisettes
1 Bloody Mary
1 coupe de champagne
1 bol de potage chinois aux nouilles
1 bol de purée de pommes de terre
8 palourdes farcies
6 huîtres chaudes farcies
1 assiette de moules marinière
12 huîtres
1 assiette de fruits de mer (4 huîtres, 2 praires, 2 langoustines, 1/2 crabe)
1 assiette de choucroute avec 2 saucisses de Strasbourg ou de la palette fumée ou du petit salé en quantité raisonnable
1 assiette de couscous aux légumes avec 2 merguez ou 2 boulettes de viande ou une portion de méchoui
1 assiette de chili
1 bouillabaisse
1 crêpe complète fourrée au jambon, fromage et œuf

1 glace au yaourt
1 orange givrée ou un citron givré

Bref, vous avez compris la règle du jeu : faites-vous plaisir... avec modération.

CONDIMENTS

Utilisez cette liste chaque fois que vous voulez relever le goût de vos aliments ou limiter les calories.
Toutes les épices et herbes sont autorisées. Les produits faibles en sodium sont toujours meilleurs – et obligatoires si vous êtes suivi pour des problèmes de cœur.
Toutes les moutardes sont bonnes, sauf si elles sont sucrées.
Pas de ketchup. C'est trop sucré.
Utilisez de l'huile vierge (pression à froid).
Le bouillon de légumes ou de poulet dégraissé est bon, à condition de limiter la quantité de sel.
Ne consommez que des vinaigrettes simples. Évitez toutes les sauces trop riches telles que la mayonnaise, la béarnaise, la bourguignonne, la tartare, l'aïoli, la sauce cocktail...
Pas de sauce pour salade toute prête sans matière grasse. Pour en retrouver le goût, l'huile est remplacée par un surplus de sucre.
Les infusions sont acceptées, à condition de ne pas être sucrées ni édulcorées.
Vous pouvez boire toutes les sortes d'eau. Mais évitez les variétés gazeuses aromatisées, excepté celles au citron/citron vert, qui ne dérégleront pas votre glycémie.

MATIÈRES GRASSES

La graisse fait grossir. Mais ça donne bon goût. Et une petite quantité de graisse insaturée est nécessaire chaque jour pour

apporter au corps les acides gras essentiels qu'il ne peut fabriquer. Ceux-ci vous donnent une peau éclatante, des cheveux brillants et une bonne santé.
Dans le cadre du Programme de cinq jours, la graisse peut faire toute la différence entre le sentiment de privation et le bien-être. Je recommande uniquement les huiles végétales mono- ou polyinsaturées, pour la cuisson à la poêle et pour badigeonner les légumes avant de les griller ou de les rôtir. Occasionnellement, on peut substituer aux huiles mentionnées ci-dessous du beurre non salé ou de la mayonnaise allégée. La quantité conseillée est d'une cuiller à thé. Les plus recommandées, en termes de prévention contre le cancer et les maladies du cœur, sont les huiles d'olive et de canola.

Huile de carthame
Huile de soja
Huile de tournesol
Huile de canola
Huile d'arachide
Huile de maïs
Huile d'olive

POIDS ET MESURES

Dans la vie courante, vous ne pouvez emporter une balance avec vous au restaurant. Vous ne tenez pas non plus à passer votre temps à peser tout ce que vous mangez. Pour vous assurer d'en consommer la quantité correcte, pesez vos aliments *une fois* pour toutes, afin d'en visualiser le volume, puis jaugez à vue d'œil (si vous commencez à reprendre du poids, repesez vos aliments : vous avez peut-être mal estimé vos portions). Pour vous donner un ordre d'idées :

3 portions (85 g) de protéines correspondent à un jeu de cartes.
2 portions (60 g) de protéines correspondent à une cuisse de poulet.
1 portion (28 g) de proétines correspond à un sachet de thé.
2 portions (60 g) de fromage blanc correspondent à une balle de golf.
1 fruit moyen, comme une pomme, correspond à une balle de tennis.

1 cuiller à soupe correspond à une pièce de 5 francs.
1 cuiller à thé correspond à une pièce de 2 francs.

DEUX POIDS, DEUX MESURES !

Le jour où Adam et Ève ont mordu dans la fameuse pomme, ils ont découvert qu'il existait, entre les sexes, non seulement une différence anatomique mais aussi diététique. Il n'y a rien de psychologique ou de spirituel là-dedans. C'est tout simplement physique. Les hommes sont généralement plus corpulents que les femmes et peuvent métaboliser la nourriture plus efficacement. Leur constitution hormonale leur donne une masse musculaire plus importante et plus facile à brûler que les tissus adipeux. En outre, les femmes ont plus de couches graisseuses en raison des maternités (et des cycles menstruels qui provoquent de la rétention d'eau). C'est pourquoi les hommes peuvent manger plus que les femmes et obtenir les mêmes résultats.
Le Programme de cinq jours tient compte de cette différence entre les sexes.

FEMMES

Petit déjeuner : 1 à 2 portions de protéines et 1 féculent.
Déjeuner : 2 à 4 portions de protéines (pas de féculents si vous en prenez au dîner – et seulement un jour sur deux).
Dîner : 2 à 4 portions de protéines (pas de féculents si vous en avez pris au déjeuner – et seulement un jour sur deux).
Graisses : 1 à 3 cuillers à thé.
Fruits : 2 (comme collations du matin ou de l'après-midi).

En général, choisissez la quantité inférieure autorisée dans les listes d'aliments.
Si vous pesez plus de 120 kilos, ajoutez une portion de plus de protéines à chaque repas. Vous pouvez aussi manger des féculents une fois par jour, au déjeuner ou au dîner et prendre un fruit supplémentaire.

Vous pouvez consommer une portion plus importante de protéines le midi, au lieu du soir.

HOMMES

Petit déjeuner : 2 portions de protéines et 1 à 2 féculents.
Déjeuner : 3 à 4 portions de protéines (féculents autorisés pour le déjeuner ou le dîner).
Dîner : 3 à 6 portions de protéines (féculents autorisés pour le déjeuner ou le dîner).
Graisses : 3 à 6 cuillers à thé.
Fruits : 3 (comme collations du matin ou de l'après-midi).

En général, choisissez la quantité supérieure autorisée dans les listes d'aliments.
Si vous pesez plus de 130 kilos, ajoutez une portion de plus de protéines et de féculents à chaque repas. Vous pouvez aussi prendre un fruit supplémentaire, si nécessaire.
Vous pouvez consommer une portion plus importante de protéines le midi, au lieu du soir.

LISTE D'ALIMENTS POUR LES PETITS DÉJEUNERS

(Les petites quantités sont pour les femmes, les grandes pour les hommes.)

PROTÉINES

Vous pouvez choisir des aliments protéinés différents à condition de ne pas dépasser la quantité prévue. Vous pouvez, par exemple, manger un œuf et une tranche de fromage.

2 ou 3 blancs d'œufs
1 jaune d'œuf et 2 blancs d'œufs
3 ou 4 portions de *tofu* ou de *tempeh*
1/3 ou 3/4 de cottage cheese allégé
1 tasse à thé ou 1 bol de fromage blanc à 0 %
2 tranches de fromage à 20 % de matière grasse (de la tomme par exemple)

1 ou 2 portions de thon en boîte au naturel ou de saumon en boîte au naturel

1 ou 2 portions de thon frais ou de saumon frais

1 ou 2 portions de blanc de poulet sans peau

1 ou 2 portions de jambon de dinde

1 ou 2 tranches fines de jambon dégraissé

1 ou 2 portions de fromage à pâte dure (45 % de matière grasse, alors n'en abusez pas. Ou cherchez ceux qui ne dépassent pas 20 % comme la tomme. Il en existe de plus en plus).

FÉCULENTS ET HYDRATES DE CARBONE

1 tranche de pain complet

1 tranche de pain aux céréales

1/8 de baguette enrichie aux céréales

1 tranche de pain de seigle

1 tranche de pain au son

2 galettes de riz complet (à essayer, elles arrivent sur le marché français).

LISTE D'ALIMENTS POUR LES DÉJEUNERS ET LES DÎNERS

(Les petites quantités sont pour les femmes, les grandes pour les hommes.)

PROTÉINES

Vous pouvez mélanger les protéines de cette liste à condition de ne pas dépasser la dose indiquée ! Vous, les hommes, pouvez, par exemple, vous régaler de 2 portions de thon et de 3 portions de poulet, sans la peau bien entendu.

1 ou 2 œufs

2 blancs d'œufs

2 blancs d'œufs et 1 jaune

1/3 ou 3/4 de coupe de cottage cheese allégé

1 coupe à 1 bol de fromage blanc à 20 %

1 à 2 portions de fromage à pâte dure (choisissez les fro-

mages à 45 %, la norme. Certaines pâtes dures ne dépassent pas 20 % comme la tomme)

2 à 5 portions de thon ou de saumon, en boîte au naturel ou frais

2 à 5 portions de poisson au choix. Variez les poissons et variez les modes de cuisson : grillé, poché, cuit au micro-ondes, à la vapeur avec des herbes, cuit dans des coulis de tomates, fumés (thon, saumon, maquereau, truite, espadon, marlin).

2 à 5 portions de poulet ou de pintade sans peau

1 à 2 cailles sans peau

2 à 5 portions de dinde sans peau (on en trouve sous forme de jambon)

4 à 5 portions de *tofu* ou de *tempeh*

2 à 5 portions de fruits de mer (crevettes, langoustines, langoustes, coquilles Saint-Jacques, pétoncles, praires, huîtres, moules)

2 à 5 portions de bœuf maigre, de porc (rôti et côtes), d'agneau (côtelettes, épaule, gigot) mais n'en abusez pas à cause de leur teneur en graisse. Si vous aviez l'habitude de manger de la viande rouge six fois par semaine, essayez de réduire votre consommation à un ou deux repas. Si vous n'en mangez que deux fois par mois, continuez.

LÉGUMES

Toutes les variétés de légumes verts, cuits à la vapeur, grillés, crus en salade, ou sautés trois minutes. Prenez au moins deux parts de légumes pour le dîner.

FÉCULENTS

Pour le dîner *ou* le déjeuner, tous les jours pour les hommes, un jour sur deux pour les femmes.

1 pomme de terre moyenne au four

1/2 à 1 tasse à thé de riz brun

1/2 à 1 tasse à thé de pâtes (seulement le soir)

1/2 à 3/4 de tasse à thé de maïs

1/2 à 3/4 de tasse à thé de pois

1/2 à 1 tasse à thé d'orge, de kacha, de boulgour

1/2 à 1 tasse à thé de couscous ou de semoule

1/2 à 3/4 de tasse à thé de haricots (flageolets, Soissons, haricots rouges, cocos...)

Chapitre 4

Donnez-moi cinq jours

> *Si vous m'aviez dit, il y a cinq jours, que ma tartine beurrée du matin ne me manquerait pas, je vous aurais envoyée au diable. Aujourd'hui, je me dis : « Une tartine beurrée ? C'est quoi déjà ? » Je n'arrive pas à y croire : ça ne me manque pas du tout !*
>
> Un courtier de cinquante-quatre ans.

Marsha serait la première à vous le dire. C'était la catastrophe lorsqu'elle est venue me voir pour la première fois. Elle avait dix kilos de trop et se sentait déprimée. Qui plus est, à quarante et un ans, elle était nerveuse et inquiète pour sa santé.

« J'ai tout essayé, Adèle. Je veux être en bonne santé. Je veux avoir de l'énergie. Je veux être jolie. Mais je finis toujours par reprendre mes kilos. »

Marsha soupira. Elle se considérait comme un échec. Je la comprenais. Je l'écoutais. Elle avait été ronde toute sa vie, juste assez pour s'inquiéter de son apparence. Cela affectait l'image qu'elle avait d'elle-même et donc son potentiel de réussite. Elle ne pouvait pas entretenir de liaison durable. Sa situation financière était chaotique. Son studio était impersonnel. Elle était brillante et talentueuse, mais après sa licence, elle avait accumulé les jobs de vendeuse. J'acquiesçais. Rien de nouveau sous le soleil ! Moi-même, j'étais passée par là. Je ne la jugeais pas. Au contraire, je voulais l'aider.

Et ça a marché. Lorsque Marsha a compris que c'était la faute de son corps et de son ventriloque chimique si elle commençait et abandonnait tous les régimes, elle a souri. Et j'ai pu lire une lueur d'espoir dans ses yeux.

« Vous voulez dire que tout ne vient pas de ma tête ?

– Une partie seulement. Mais l'essentiel de votre problème est physique. C'est comme si vous essayiez de monter à contre-courant un escalier mécanique, avec un sac de cinquante kilos sur le dos.

Marsha frappa des mains :

– Ouah ! Alors peut-être que cette fois, ça va marcher ! »

J'ai dit à Marsha ce que je répète à tous mes patients, et à vous aujourd'hui :

« Donnez-moi cinq jours et je vais changer votre vie. »

POUR ALIMENTER VOS RÉFLEXIONS

Vous ne souffrez pas d'un trouble alimentaire mais d'un trouble chimique.

Le jour d'avant

Félicitations ! Vous avez décidé de commencer le Programme de cinq jours. Mais auparavant, il vous faut garder en tête un certain nombre de choses, pour favoriser votre réussite.

Les horaires sont peut-être essentiels, mais nous ne pouvons pas toujours contrôler les circonstances. La maladie, les problèmes familiaux, les tensions professionnelles, ou même les événements positifs, tels que tomber amoureux ou recevoir une promotion, peuvent nous donner envie de nous jeter sur des biscuits et du lait (ou du champagne et du caviar). Nous ne pouvons pas changer le stress lui-même, mais nous pouvons changer notre façon de l'appréhender.

« L'espoir est un régime léger, mais très stimulant. »
Honoré de Balzac

Nous pouvons anticiper certains stress. Le mariage d'un ami, une réunion d'anciens camarades, un entretien professionnel important, une croisière tant attendue dans les Caraïbes. Nous sommes prévenus de ces événements et nous pouvons nous y préparer, c'est-à-dire décider quoi porter, quoi emporter – et quoi manger.

Ce qui nous amène au Programme de cinq jours. Pourquoi commencer maintenant alors que vous savez que vous allez à un mariage ou à une fête ? Au point où vous en êtes, quelques jours de plus, qu'est-ce que cela change ?

Donc prévoyez avec soin. Réservez cinq jours sur votre agenda (ou trois jours presque libres). Achetez un cahier qui vous servira de journal alimentaire ou photocopiez l'exemple à la fin de ce livre.

Autre suggestion : allez au supermarché le soir précédant le début de votre programme. Mieux encore, entrez dans un magasin biologique ou dans une boutique de produits de luxe. Choisissez des carottes bien oranges, des mini-concombres bien verts, des pommes charnues, des poires juteuses. Faites-vous du bien, vous le méritez. Demain vous allez changer de vie !

Facilitez-vous les choses en décidant, la veille au soir, de ce que vous allez manger le matin, tout en choisissant vos vêtements. Emballez vos croque-durs pour qu'il ne vous reste qu'à les mettre dans votre sac le lendemain.

LES RÉGIMES À TRAVERS LES SIÈCLES

En France, sous Napoléon, bien avant Kate Moss, le « look » décharné était à la mode. Pour rester sveltes, les femmes s'affamaient, passaient la journée allongées sur des sofas et se rendaient littéralement malades. Elles portaient une simple mousseline par une température extérieure de 0 degré et attrapaient une pneumonie. Rien de tel qu'un bon virus pour éviter les fringales !

Jour 1 : Que faire

C'est le grand jour. Vous vous réveillez et, bien sûr, vous n'avez pas le temps de déjeuner. Donc il faudra attendre avant de commencer votre régime. Eh bien, non ! Vous comprenez que vous n'avez qu'à mettre un morceau de fromage (pas plus de 45 % de M.G.) sur une tranche de pain complet et le tour est joué. Vous pouvez manger en chemin. Prenez deux carottes et une pomme que vous mettez dans votre attaché-case, avec votre agenda. Et c'est parti !

J'ai dit à Marsha de m'appeler durant la semaine si elle avait des problèmes. Naturellement, le premier jour, au milieu de la matinée, le téléphone sonna. C'était Marsha, plus anxieuse et tendue que jamais : elle ne pensait qu'à manger. « Au secours ! »

Je lui ai dit de prendre une grande inspiration et de se jeter à l'eau. Pour mieux surmonter d'éventuelles fringales, il faut faire des essais : prenez une petite quantité de fruits ou de féculents, un quartier d'orange ou un demi-gressin. Voyez la liste des en-cas d'urgence au chapitre 3. Tous ces aliments vous permettront de soulager la sensation de manque sans provoquer de mauvais taux de sucre. Ils vous aideront à dépasser le moment critique. Et, bonne nouvelle : chaque jour, les fringales diminueront.

Pensez-y. Votre corps traverse des bouleversements très

importants. Vous n'avez probablement jamais connu de glycémie équilibrée de votre vie. Vous ne fonctionnez plus à coup de « doses » de sucre. Vous consommez par petit peu et cela vous calme bien mieux que ces aliments riches en glucides sur lesquels vous vous jetiez. Les fringales peuvent vous paraître intenses au cours des premiers jours ; c'est tout à fait normal. Tenez bon. Il faut environ cinq jours pour que la glycémie se stabilise – alors, vous vous sentirez en pleine forme !

Même si au début, vous ne vous sentez pas dans votre assiette (c'est le cas de le dire), votre corps est en train de s'assainir – peut-être pour la première fois de votre vie.

Les fringales disparaîtront. Je vous le promets. Continuez d'écrire votre journal, répartissez bien vos collations et repas au cours de la journée et attendez. Tout deviendra de plus en plus facile.

1. « Expédiez la balance. » Pesez-vous, puis rangez votre balance au fond d'un placard.
2. Faites-vous des repas et collations simples, pour ne pas avoir à penser au régime ou à la nourriture. Emportez vos collations avec vous, où que vous alliez. Prévoyez à l'avance, sinon vous vous retrouverez au bistrot du coin, où tous les sandwiches vous feront de l'œil.
3. Inscrivez les changements que connaît votre corps dans votre journal.
4. À la fin du jour 1, juste après dîner, emballez vos aliments pour le lendemain. La préparation à l'avance et l'organisation constituent une grande aide dans votre résolution de suivre le programme.
5. Se préparer signifie aussi peser les divers aliments, pour la première et *dernière* fois, afin d'avoir une idée du volume de chaque portion, sans avoir besoin de toujours vous encombrer d'une balance ou d'une cuiller à doser.
6. N'analysez pas. Ne vous inquiétez pas du programme ni de vos sensations. Dites-vous que c'est seulement l'affaire de cinq jours. Cela aussi va passer. Foncez !

JOUR 1 : EXEMPLE DE MENU POUR LES FEMMES

Petit déjeuner :	7 h 30	2 portions de tomme allégée 1 tranche de pain aux 7 céréales
Croque-dur :	9 h 30	10 mini-carottes
Croque-dur :	11 h 30	1 tasse de bulbe de fenouil
Déjeuner :	12 h 30	Salade composée de laitue, tomate, concombre, poivron, céleri et 3 portions de poulet ou de dinde, le tout assaisonné de vinaigre balsamique et de 2 cuillers à thé d'huile d'olive. Le céleri est excellent pour votre équilibre glycémique. 1/8 de baguette
Croque-dur ou doux :	15 h 30	2 clémentines
Croque-dur ou doux :	18 h 30	1 tasse de radis
Dîner :	19 h 30	3 portions de saumon grillé à l'unilatéral Endives cuites à l'étouffée dans une cocotte anti-adhésive 1/2 tasse de riz brun
Commentaire du jour :		« Je suis un peu à côté de mes pompes mais très fière de moi. Je me suis enfin lancée. »

JOUR 1 : EXEMPLE DE MENU POUR LES HOMMES

Petit déjeuner :	7 h 00	2 portions de tomme à 20 % de M.G. 2 tranches de pain aux 7 céréales
Croque-dur :	9 h 00	10 mini-carottes
Croque-dur :	11 h 00	1 tasse de bulbe de fenouil
Déjeuner :	12 h 30	Salade composée de laitue, de concombre, de tomate, de céleri, de 3 portions de poulet en dés, d'un œuf dur en tranches, le tout arrosé de vinaigre balsamique et de 2 cuillers à thé d'huile d'olive. Le céleri est excellent pour votre équilibre glycémique. 1 portion de pain complet
Croque-dur ou doux :	15 h 30	2 clémentines
Croque-dur ou doux :	18 h 00	1 petite poire
Dîner :	19 h 30	5 portions de saumon grillé à l'unilatérale Endives braisées dans une cuiller à thé d'huile d'arachide 2/3 de tasse de riz brun
Commentaire du jour :		« Pour ma deuxième collation de l'après-midi, j'ai choisi un croque-dur ; je sais que j'en avais le droit et j'en avais envie. Facile à suivre. Bien content de ne pas avoir oublié cette deuxième collation obligatoire puisque je devais dîner à 19 h 30. Jusque-là,

ça va. Bien sûr, quand S. a déballé son cake maison j'ai salivé mais la poire m'a permis de résister. »

MON PROGRAMME EST LE VÔTRE

Je peux vous citer mille choses à faire pour équilibrer votre taux de sucre, mais si je vous les dis toutes à la fois, ou même étalées sur deux semaines, vous serez perdu. Vous abandonnerez. Mieux vaut vous donner dix bons conseils que vous pouvez appliquer. Juste dix. Même seulement un ou deux. Vous viendrez m'en redemander. C'est ainsi que vous vous approprierez le Programme de cinq jours. Il deviendra vôtre. Non pas parce que je vous aurai donné une liste de choses à faire, mais parce que vous aurez envie de les faire. Ce sera votre choix et votre programme. Et pour moi, c'est la plus grande des satisfactions.

Jour 2

Le réveil sonne à sept heures et demie. Vous vous étirez en pensant au petit déjeuner : un délicieux croissant à la confiture de framboises. Vous souriez, puis vous vous étranglez. « Qu'est-ce qui m'arrive ? Je pense davantage à manger qu'hier ! »

Vous n'êtes pas le seul. Marsha m'a appelé le deuxième jour pour se plaindre de la même chose – comme des milliers d'autres patients. N'oubliez pas : votre corps subit des changements incroyables. Votre glycémie passe du chaos à l'équilibre. Vous êtes en voie de rétablissement. Tenez bon !

Si ça devient vraiment trop dur, pensez aux en-cas d'urgence. Utilisez la liste : elle est faite pour ça. Vous pouvez aussi éparpiller quelques pense-bêtes dans votre appartement : un Post-it sur le miroir de la salle de bains, une note collée sur la porte, pour vous rappeler d'emporter vos collations au travail.

Jour 2 : Que faire

1. Prenez un en-cas d'urgence si nécessaire. Rechargez-vous en sucre avec un quartier d'orange, ou en féculents avec un demi-gressin.
2. Ne vous condamnez pas si vous sortez du droit chemin. C'est un programme non culpabilisant.
3. Occupez-vous. Faites ce travail mécanique que vous remettiez toujours au lendemain. Rangez vos armoires. Couchez-vous de bonne heure. Faites n'importe quoi. Et surtout n'oubliez pas : vous y êtes presque !
4. Notez ce que vous mangez et ressentez dans votre journal alimentaire.
5. Continuez de consommer des choses simples. Préparez vos croque-durs et croque-doux pour le lendemain et stockez-les dans le réfrigérateur.
6. Rappelez-vous de boire de l'eau.
7. Dites-vous que demain, vous vous sentirez mieux que jamais !

JOUR 2 : EXEMPLE DE MENU POUR LES FEMMES

Petit déjeuner :	7 h 30	1 bol de Rice Crispies sans sucre 1 tasse de lait écrémé
Croque-dur :	9 h 30	1 tasse de chou rouge
Croque-dur :	11 h 30	1 pomme
Déjeuner :	13 h 00	1 tasse de carottes râpées arrosées de jus de citron 6 langoustines ou 3 coquilles Saint-Jacques à la vapeur ou 1 filet de merlan à la vapeur

	Ratatouille revenue dans une noix d'huile d'olive 1 tranche fine de pain de seigle
En-cas d'urgence : 14 h 30	3 tranches d'orange
Croque-dur ou doux : 16 h 30	1/2 petit melon d'eau ou 2 prunes
Dîner : 19 h 30	2/3 tasse de haricots rouges cuits dans un bouillon avec oignons, ail, poivre et coriandre 1/2 tasse de riz brun cuit Salade de mesclun au vinaigre balsamique, avec une goutte d'huile de canola
En-cas d'urgence : 21 h 00	2 tiges de céleri
Commentaire du jour :	« Quel soulagement de ne plus avoir à peser les aliments. Plus dur de suivre le régime qu'hier. Heureusement qu'il y avait les en-cas d'urgence. Toujours motivée. »

JOUR 2 : EXEMPLE DE MENU POUR LES HOMMES

Petit déjeuner : 7 h 30 (après la gym)	1 bol de Rice Crispies 1 tasse de lait écrémé
Croque-dur : 9 h 30	1 tasse de chou rouge
Croque-dur : 11 h 30	1 pomme
Déjeuner : 13 h 00	1 tasse de carottes crues arrosées de citron 8 langoustines ou 5 coquilles Saint-Jacques ou 1 beau filet de merlan (à la vapeur)

	Ratatouille avec une noix d'huile d'olive 1/8 de baguette
Croque-dur ou doux : 16 h 00	1/2 melon portion
Croque-dur ou doux : 19 h 00	1 pomme
Dîner : 20 h 30	2/3 de tasse de haricots rouges cuits dans un bouillon avec oignons, ail, poivre et coriandre 1 tasse de riz brun cuit Salade de mesclun avec du vinaigre balsamique et une noix d'huile d'olive
Commentaire du jour :	« La gym m'a aidé. Encore des fringales mais je reste motivé. J'ignore pourquoi mais je préfère les croque-durs, même l'après-midi. Plus d'énergie. »

Jour 3 : Que faire

Ça vient. L'énergie. La vitalité. La confiance. Vous commencez à sentir les progrès. En fait, votre première pensée du matin n'était pas consacrée à manger. Vous avez apprécié le soleil matinal qui filtrait au travers des volets. Vos yeux se posent sur le tapis de marche, oublié dans un coin. Si vous ne vous en êtes pas servi hier, vous pensez à le faire aujourd'hui. Vous décidez que ce n'est pas un second portemanteau, ni un valet de chambre. Soudain, vous envisagez réellement de l'utiliser !

Un taux de sucre équilibré dynamise votre corps pendant deux ou trois jours d'affilée. Et c'est mieux que n'importe quelle « dose » ponctuelle de sucre. Dès le jour 3, vous commencerez à :

– vous sentir merveilleusement bien,

– avoir plus d'énergie et de force,
– perdre du poids.

Comme l'écrivait Marsha dans son journal, à la page du Jour 3 : « Je me sens ressourcée. C'est incroyable. Ressourcée, c'est le mot ! »

« Il n'est de meilleur médicament que l'espoir, de plus grand objectif ni de plus puissant remontant que l'espérance que quelque chose se produira demain. »

O. S. Marden

---

1. Souriez. Vous commencez à remarquer un réel changement dans votre attitude et dans votre vigueur.
2. Tenez votre journal alimentaire et notez vos sentiments positifs.
3. Pensez au type d'exercice physique que vous aurez envie de faire quand vous serez prêt. Une activité que vous aimiez pratiquer dans votre enfance, telle que l'équitation, ou un sport qui vous attire depuis peu, comme le patin à roulettes.
4. Avant de commencer votre journée, asseyez-vous dans votre lit et fermez les yeux. Inspirez plusieurs fois profondément. Appréciez ce que vous ressentez, dans votre corps et dans votre esprit.

LES SACS DU SUPERMARCHÉ

L'une de mes patientes a un moyen infaillible de savoir quand elle va craquer : lorsqu'elle n'a plus de sacs du supermarché. « Si je me prends à penser à une tablette de chocolat ou à une baguette croustillante avec un Brie bien coulant, c'est inévi-

tablement que je n'ai pas fait de courses. Il ne reste plus un seul sac plastique chez moi. »
Lorsque son taux de sucre est équilibré, cette patiente va au supermarché régulièrement pour acheter à manger. Elle a toujours des provisions de sacs et de nourriture sous la main. En cas d'épuisement de son stock, elle sait que c'est sûrement le moment de réfléchir et de faire le point pour se remettre sur la bonne voie.

JOUR 3 : EXEMPLE DE MENU POUR LES FEMMES

Petit déjeuner : 8 h 00 (après 15 minutes d'étirements)	1 tranche de pain complet 1 tranche de jambon dégraissée
Croque-dur : 10 h 00	10 radis
Croque-dur : 11 h 00	1 pomme
Déjeuner : 13 h 00	1 portion d'agneau grillé 1/2 tasse de couscous Légumes du couscous cuits dans le bouillon Salade verte avec vinaigre balsamique et 2 cuillers à thé d'huile de canola 1 bouteille de Pellegrino
Croque-dur ou doux : 15 h 00	1/4 tasse de fraises
Croque-dur ou doux : 18 h 00	1 pomme
Dîner végétarien : 20 h 30	1 bol de lentilles cuites dans un bouillon avec de l'ail, du poivre, du persil, un oignon piqué d'un clou de girofle et une carotte Légumes verts à l'étouffée dans 1 cuiller à thé d'huile d'olive 1 bouteille de Perrier citron

Commentaire du jour :	« L'effet miracle commence, je le sens. Comme si j'avais perdu un fardeau ou un énorme sac. Je me sens légère et libre. Plus de fringale. C'est pas croyable ! »

JOUR 3 : EXEMPLE DE MENU POUR LES HOMMES

Petit déjeuner : 7 h 30	2 tranches de pain complet
(après la gym)	2 tranches fines de jambon dégraissé
Croque-dur : 9 h 30	10 radis rouges
Croque-dur : 11 h 00	1 pomme
Déjeuner : 13 h 00	1 portion et demie d'agneau grillé 3/4 tasse de couscous Légumes du couscous cuits dans le bouillon Salade verte avec 2 cuillers de vinaigrette
Croque-dur ou doux : 15 h 00	1/4 tasse de fraises
En-cas d'urgence : 16 h 15	1 gressin
Croque-dur ou doux : 18 h 00	4 fleurs de chou-fleur
Dîner végétarien : 20 h 30	1 bol de lentilles cuites dans un bouillon avec de l'ail, du poivre, du persil, un oignon piqué d'un clou de girofle et une carotte Assortiment de légumes verts à la vapeur 1 tranche de pain complet 1 bouteille de Perrier
Commentaire du jour :	« Bizarre, plus dur aujourd'hui qu'hier. Il m'a fallu un en-cas d'urgence

pour tenir. J'écoute mon corps et mes sensations. Il y a du changement. Tout a meilleur goût, même l'eau. »

UN PAS EN ARRIÈRE, TROIS PAS EN AVANT

Si le Programme de cinq jours n'encourage pas les rechutes, il ne les décourage pas non plus. Les rechutes, c'est humain. Elles vous permettent d'apprendre. Considérez-les comme des travaux pratiques. Vous serez surpris de la confiance que vous ressentirez en reprenant le bon rythme. Parce que vous y êtes arrivé ! Au bout de quelques semaines, vous tiendrez de plus en plus longtemps sans déstabiliser votre taux de sucre. Et si vous craquez, vous récupérerez très rapidement. Pourquoi ? Parce que vous apprécierez tellement le bien-être que procure une bonne glycémie que vous n'aurez qu'une envie : le retrouver, et vite.

Jour 4 : Que faire

Ça y est, vous prenez le rythme. Vous vous sentez plus léger. Vous passez devant la pâtisserie sans même remarquer les éclairs dans la vitrine. Mais une seconde ! L'enseigne au coin de la rue est éteinte et soudain vous paniquez. C'est le week-end ! Ce bien-être durera-t-il ? Vos fringales vous laisseront-elles tranquille ? On n'est que samedi matin et vous n'avez rien de prévu...

Il vous faut des stratégies adaptées pour vous aider à traverser les deux prochains jours. Il est grand temps de vous faire du bien en vous offrant des plaisirs non alimentaires. Voici quelques suggestions que j'ai données à Marsha :

- Allez voir un film que vous mourez d'envie de voir depuis longtemps – et lorgnez d'un œil suffisant tous les gens qui font la queue devant le distributeur de pop-corn graisseux.
- Appelez un ami à qui vous n'avez pas parlé depuis longtemps.
- Lisez un bon roman policier ou une belle histoire d'amour.
- Inscrivez-vous au cours de boxe française qui vous fait envie depuis si longtemps.
- Allez chez le pédicure ou la manucure.
- Faites-vous masser.
- Flânez dans le centre commercial ou faites du lèche-vitrines.
- Jouez au tennis.
- Promenez-vous.
- Commencez une partie de volley impromptue avec les voisins.
- Joignez-vous à ceux qui jouent au football dans le parc.

1. Remarquez à quel point vous commencez à vous sentir bien.
2. Dites-vous que vous n'avez plus qu'un jour à tenir pour accéder à un taux de sucre équilibré – et à la fin des fringales !
3. Prenez le temps d'apprécier votre bien-être. Vous n'avez même pas faim.
4. Essayez une jupe ou un pantalon qui était trop juste à la taille la semaine dernière.
5. Continuez de consigner vos sensations et votre alimentation dans votre journal.

« Manger un artichaut, c'est comme apprendre à vraiment connaître quelqu'un. »

Willi Hastings

JOUR 4 : EXEMPLE DE MENU POUR LES FEMMES

Petit déjeuner :	7 h 30	2 tranches de jambon de dinde 1 tranche de pain aux 7 céréales
Croque-dur :	9 h 30	2 tiges de céleri
Croque-dur :	11 h 30	1 pomme
Déjeuner :	12 h 30	1 petite boîte de thon au naturel Salade composée de laitue, de tomates, de carottes râpées, arrosée d'une cuiller de vinaigrette. 1 tranche de pain de seigle
Croque-dur ou doux :	15 h 30	2 mandarines
Croque-dur ou doux :	17 h 30	1 tasse de radis rouges
Dîner :	19 h 30	Repas chinois composé d'un *chop suey* au poulet et d'une tasse de riz brun cuit
Commentaire du jour :		« Incroyable ; on est samedi et je suis tombée du lit aux aurores et en pleine forme. Je suis allée à mon club de gym, ai déjeuné avec une amie, ensuite cinéma, sans pop-corn et sans fringale. Même pas eu besoin de mon en-cas d'urgence. Ma bouteille d'eau minérale m'a suffi. »

JOUR 4 : EXEMPLE DE MENU POUR LES HOMMES

Petit déjeuner :	8 h 30	2 tranches de jambon de dinde 1 tranche de pain aux 7 céréales
Croque-dur :	10 h 30	2 branches de céleri
Déjeuner :	12 h 30	1 steak grillé avec de la moutarde Salade composée de batavia, tomates, persil, menthe fraîche, carottes râpées, vinaigrette 1 pita
Croque-dur ou doux :	15 h 30	1 pomme (ou 1 pêche)
Croque-dur ou doux :	18 h 00	1 tasse de bulbe de fenouil
Dîner :	19 h 30	Repas chinois composé d'un *chop suey* au poulet et aux fruits de mer 1 bol de riz brun cuit
Commentaire du jour :		« J'ai une pêche d'enfer, c'est incroyable. Je n'ai pas dormi aussi bien depuis des années. Je m'habitue à l'eau. Ma peau s'améliore. Quand je pense que je m'occupe de ma peau ! Mon apparence change. J'ai même passé la journée à déambuler dans les rues. Je découvre les plaisirs de la marche à pied. »

Jour 5 : Que faire

Je n'oublierai jamais le visage de Marsha lorsqu'elle est revenue à mon cabinet. Sa peau était éclatante, son teint rose. Elle avait perdu son aspect bouffi.

« Je ne vous ai pas crue, il y a cinq jours. Je n'imaginais pas que je pourrais me sentir aussi bien – sans impression de privation. » Un large sourire illuminait son visage.

Elle se leva pour « expédier la balance », elle avait perdu un kilo et demi.

Mais elle se sentait tellement heureuse qu'elle accueillit cette bonne nouvelle presque avec un haussement d'épaules. Cette confiance en elle nouvellement acquise valait bien plus que quelques malheureux kilos. Il était plus important d'avoir perdu cette chape de désespoir que ces trois petites livres.

Il vous arrivera la même chose. Comme à des milliers de mes patients.

LA TENTATION APPRIVOISÉE

Croyez-le ou non : lorsque votre taux de sucre est équilibré, vous ne pensez pas à manger. Comme je le dis souvent à mes patients, j'ai autant envie d'entrer dans mon restaurant favori en état d'hypoglycémie que complètement nue !

---

1. Continuez de tenir votre journal alimentaire.
2. Il est temps de vous peser de nouveau. Notez le poids que vous avez perdu ces cinq derniers jours.
3. Commencez à prévoir le jour suivant, et le moment où vous vous ferez un « plaisir gourmand ». Rappelez-vous que votre taux de sucre est équilibré et donc que vous

contrôlez la situation. C'est vous qui choisissez ce que vous voulez manger – et non plus votre ventriloque glycémique. Vous pouvez consommer les extra que vous désirez. Vous maîtrisez votre corps et non l'inverse. N'oubliez cependant pas les quatre principes de sélection (voir au chapitre 3).

4. Offrez-vous une récompense non alimentaire : un film, un billet pour Roland Garros, une heure rien que pour vous, sans les enfants. Vous le méritez bien !
5. Félicitez-vous. Vous avez réussi. Vous avez intégré le Programme de cinq jours dans votre vie. Vous vous l'êtes approprié, et personne ne peut vous l'enlever.

« BRUNCH », QUÈSACO ?

Oui, je sais. C'est ce rituel dominical qui combine petit déjeuner et déjeuner – et vous rend somnolent et paresseux pour le reste de la journée ! Le Programme de cinq jours ignore le mot *brunch*. Simplement vous mangez votre petit déjeuner en vous levant, puis vous considérez ce buffet du dimanche comme votre déjeuner. De cette façon, vous conserverez le bien-être d'une bonne glycémie toute la journée.

JOUR 5 : EXEMPLE DE MENU WEEK-END POUR LES FEMMES

Petit déjeuner :	10 h 30	1 bol de blé soufflé 1 tasse de lait écrémé
Déjeuner :	12 h 30	1 tasse de carottes râpées 1 cuiller à thé d'huile et un jus de citron 3 portions de saumon à la vapeur Petits légumes à la vapeur

Croque-dur ou doux : 14 h 30	1 pomme
Croque-dur ou doux : 16 h 30	10 mini-carottes
Croque-dur ou doux : 18 h 30	10 radis rouges
Dîner : 20 h	1 assiette à dessert de pâtes à la sauce tomate et au basilic Grosse salade composée à base de laitue et de crudités 2 cuillers à thé de vinaigrette 1/2 tasse de myrtilles 1 bouteille de Pellegrino
Commentaire du jour :	« Aujourd'hui c'est dimanche et je suis allée faire du footing au bois. Tout devient facile. Comme si j'avais toujours fait ça. J'ai fait la grasse matinée mais cela ne m'a pas empêchée de suivre le programme. Je l'ai dans la tête et j'irai jusqu'au bout. »

JOUR 5 : EXEMPLE DE MENU WEEK-END POUR LES HOMMES

Petit déjeuner : 10 h 30	1 bol de blé soufflé 1 tasse de lait écrémé
Déjeuner : 12 h 30	1 tranche de pizza 1 tasse de bulbe de fenouil en lamelles 1 salade composée de laitue et de légumes verts Vinaigrette au vinaigre balsamique
Croque-dur ou doux : 14 h 30	1 pomme
Croque-dur ou doux : 16 h 30	1 poire (ou 1 pêche)

Croque-dur ou doux : 18 h 30	2 carottes
Croque-dur ou doux : 19 h 30	4 fleurs de chou-fleur
Dîner : 20 h 30	Pâtes ail et piment revenues dans un soupçon d'huile d'olive Salade verte au vinaigre balsamique et 1 cuiller à thé d'huile de canola 1 tasse de fraises 1 café 1 bouteille de Pellegrino au citron
Commentaire du jour :	« Un dimanche génial. Grasse matinée, jogging, pizza, le soir restaurant italien, avec dessert et expresso. Un régime de rêve ! »

LES SECRETS DU PROGRAMME DE CINQ JOURS

- Évitez totalement l'alcool et le sucre au début. Votre équilibre glycémique est encore trop récent et vous êtes vulnérable face à une éventuelle fringale. Il vous faut cinq jours sans interruption pour comprendre exactement la sensation que procure un bon taux de sucre. Tenez le coup. Sinon vous ne connaîtrez jamais un tel bien-être !
- Attendez la deuxième semaine pour vous faire un « plaisir gourmand ». Rappelez vous la première règle de sélection. Votre taux de sucre *doit* être équilibré. Sinon vous boirez ou mangerez trop et ce sera plus dur de vous remettre sur le droit chemin.
- Si vous vous rendez à une fête, cela ne signifie pas que vous devez oublier votre programme alimentaire. Ne soyez pas trop dur avec vous-même. Si vous sortez dîner, essayez de ne pas boire d'alcool. C'est tout. Oubliez seulement le vin et le dessert. Hormis cela, mangez tout ce qui vous paraît important.

- Autre conseil : si vous êtes nerveux avant une fête, prenez vos collations et votre dîner avant de sortir. Vous serez moins tenté de manger. Et grignotez toujours un croque-dur avant d'arriver. Lorsque vous serez habitué au programme et à une bonne glycémie, vous serez assez sûr de vous pour attendre et manger à la fête. Vous ne réfléchirez même pas, vous ne penserez qu'au bien-être et à la plénitude que vous ressentez.
- Pensez aux épices durant les cinq premiers jours. En plus de votre liste d'en-cas d'urgence, essayez de pimenter votre vie, en trempant des légumes dans de la sauce mexicaine, en mélangeant du thon avec du coulis de tomates, en rehaussant vos salades d'un assortiment d'herbes. Vos papilles se délecteront et votre fringale disparaîtra.

Comme le disait Marsha, plus en forme et plus confiante à l'issue de ses cinq jours : « Alors c'est cela, une glycémie équilibrée. Incroyable. C'est une autre dimension. Je ne me suis jamais sentie aussi bien de ma vie. Pourquoi ai-je attendu si longtemps ! »

Heureusement, pour Marsha, l'attente est bien finie – comme elle l'est pour vous. Vous êtes prêt à changer votre existence, votre apparence et votre perception intérieure.

Bonne chance pour vos cinq jours. En moins d'une semaine, vous aussi perdrez 75 % des raisons qui vous poussent à vous jeter sur certains aliments. Une fois que votre taux de sucre sera équilibré, nous attaquerons l'autre composante du Programme de cinq jours : les 25 % restants, que j'ai surnommés la *tête de lard*. Tout est dans le prochain chapitre.

LE MANTRA DU PROGRAMME DE CINQ JOURS

Répétez ce qui suit encore et encore : Dans le Programme de cinq jours, il n'y a pas de culpabilité. Il n'y a pas de tricherie. Il est simplement question de manger plus ou de manger moins.

CHAPITRE 5

La puissante *tête de lard* : jeux et enjeux émotionnels

Mes problèmes pèsent plus lourds que tous les kilos que j'ai perdus et repris au cours de ma vie.

Un directeur de boutique
de vingt-neuf ans.

Félicitations ! Vous avez terminé vos cinq jours de remaniement biologique et votre corps se sent parfaitement bien. Vous avez retrouvé énergie, confiance en vous et davantage encore.

Tout cela, c'est bien beau. Mais qu'en est-il de ce biscuit que vous avez mangé hier soir chez votre mère parce qu'elle n'aimait pas votre coupe de cheveux et que cela vous a contrarié ? Ou du champagne que vous aviez désespérément envie de boire à ce mariage parce que vous avez vu votre ex-amie avec le nouvel élu de son cœur et que la douleur s'est abattue sur vous comme la misère sur le pauvre monde ? Si nos fringales ne s'expliquaient *que* par des facteurs biochimiques, mon livre s'arrêterait ici. En fait, il reste ces 25 % représentant le saboteur mental que j'ai surnommé la *tête de lard*, à savoir tous les rouages émotionnels qui peuvent saper n'importe quel régime.

La *tête de lard* peut se manifester dans n'importe quelles conditions ou situations. Les raisons émotionnelles ou psychologiques qui vous amènent à manger sont aussi uniques que vous l'êtes. Un taux de sucre équilibré n'empêchera pas votre *tête de lard* de vous attirer hors du droit chemin. Une dispute avec votre chef. Un rejet. Des délais trop pressants. Toutes les formes de stress – que ce soit une promotion, un mariage, un divorce ou une mort – peuvent vous faire perdre la tête. Vous vous mettrez alors à manger pour recevoir ce câlin instantané, cet engourdissement momentané, ce sentiment doux et irresponsable qui vous éloigne provisoirement de l'anxiété ou de la dépression.

Le seul problème, c'est que l'effet de soulagement n'a pas le temps d'apparaître qu'il s'est déjà dissipé. Tout revient comme avant : les pensées, la douleur, l'inquiétude, la souffrance – mais en doublant d'intensité, grâce à votre taux de sucre trop bas. Ajoutez à cela la culpabilité et la colère d'avoir craqué et vous recommencez à monter l'escalier mécanique à contre-courant, avec trois tonnes sur le dos.

Mais rien n'est inéluctable. Vous pouvez reconnaître les moments propices à faire surgir votre *tête de lard* et apprendre à lui claquer la porte au nez – et même si vous l'avez invitée à entrer, vous pouvez découvrir des techniques pour récupérer... vite.

« La vie, c'est le mystère sacré qui chante ses propres louanges, qui danse au rythme de son propre tambour, qui conte ses légendes, qui improvise, qui joue. »

Manitonquat

Manger : entre l'amour et la haine

Pendant le générique d'un ancien feuilleton populaire, *Rhoda*, on entendait l'héroïne décrire en une ou deux minutes qui elle était et d'où elle venait. La phrase la plus frappante était : « La nourriture est la première chose qui m'ait aimée en retour. »

Tout le monde riait et s'identifiait à ce sentiment. Même aujourd'hui, alors que l'on parle de *trouble de l'alimentation* pour qualifier notre rapport à la nourriture, nous avons recours aux desserts, à une tartine de pain beurrée ou à des bouchées de chocolat pour assagir nos inquiétudes / peurs / blessures / douleurs – choisissez le terme qui vous convient. Nous avalons nos émotions au lieu de les vivre. Mais, comme avec tout remède immédiat et superficiel, les émotions continuent de nous hanter, plus fortes que jamais, prises dans l'engrenage biochimique.

La nourriture, c'est de l'amour. Mais sous la surface, c'est aussi de la haine – ce profond mépris de nous-mêmes, ce sentiment d'être « gros, laid, répugnant et déprimé » qui nous permet de ne pas affronter nos *propres* comportements, notre *propre* rôle dans le fait d'avoir été rejeté, d'avoir échoué ou de ne pas avoir réalisé nos rêves.

La nourriture, c'est de l'amour. Oubliez le cliché et réfléchissez à la signification de ces mots. La nourriture, c'est de l'amour. Quelle tristesse ! Quel manque profond ! Quelle déviance !

Nous pouvons dépasser la *tête de lard*. Je l'ai fait, comme des milliers de mes patients. Ce chapitre vous aidera non seulement à identifier votre propre *tête de lard* – mais aussi à en gérer les effets.

La belle enseignante et la jupe taille 34

Elle s'appelait Donna. On ne l'aurait jamais considérée comme obèse. Elle était simplement un peu trop ronde.

Mais elle se sentait grosse et laide. Elle était belle mais ne le voyait pas. Elle ne pensait qu'aux dix kilos de graisse qu'elle supportait depuis l'école primaire.

« J'ai tout essayé. Les pilules amaigrissantes. Les régimes sans graisses, sans féculents. Les régimes liquides. Les thérapies de groupe. Même les injections de placenta animal. Naturellement, je perdais toujours du poids, jusqu'au moment où le besoin de manger resurgissait. La nourriture m'appelait, m'envoûtait, pénétrait mon âme. »

Donna reprenait toujours ses kilos, jusqu'à ce qu'elle vienne me voir.

« Adele, vous étiez ma dernière tentative avant l'abandon total, me dit-elle. Si vous m'aviez annoncé que je ne pourrais plus jamais manger de chocolat ou de gâteau de ma vie, je me serais levée, je vous aurais remerciée et je ne serais jamais revenue. »

Mais comme vous le savez à présent, je ne lui ai jamais dit cela. Je lui ai parlé des raisons physiologiques de son déséquilibre alimentaire. Je lui ai expliqué mon régime, en précisant que, après les cinq premiers jours, il fallait *absolument* manger quelque chose qu'elle adorait une ou deux fois par semaine, que ce soit une savoureuse salade du chef ou une superbe forêt-noire.

Donna aimait l'idée que sa compulsion à manger était principalement d'origine biochimique. Elle suivit les cinq jours de mise en train et son taux de sucre fut vite équilibré. Elle se sentait plus forte et dynamique que jamais. Elle partait travailler au collège et en rentrant, ne s'affalait pas sur le canapé. Elle s'occupait de son fils, faisait des courses et passait quelques heures agréables avec son mari avant de se coucher.

Tout allait bien. Elle avait perdu les dix-sept kilos qu'elle avait pris lors de sa grossesse. Mais soudain, les dix kilos dont elle n'avait jamais réussi à se débarrasser refirent surface. « Dix kilos, semblait lui murmurer son corps, dix kilos ! » Bien sûr, grâce à son équilibre chimique, Donna avait une nouvelle approche de la vie. Mais la force et la réelle satisfaction qu'elle ressentait à l'égard d'elle-même et de sa vie la rendaient nerveuse. Le changement s'accompagne toujours de son propre stress.

« Dix kilos », lui soufflait sa *tête de lard.*

Lorsque Donna vint me voir la semaine suivante, elle savait qu'elle avait pris du poids.

« Je ne veux pas monter sur la balance », me dit-elle. Nous avons tout de même " expédié " la pesée. Donna avait pris un kilo et demi.

« Pensez-vous que ce soient les changements hormonaux de la ménopause qui me fassent grossir ? » me demanda-t-elle.

J'acquiesçai sans conviction. Je regardai son journal alimentaire et tout était là noir sur blanc : les biscuits de l'après-midi, la glace consommée moins de vingt-quatre heures après. Elle déstabilisait sa glycémie sans se laisser le temps de récupérer.

« Bien sûr, Donna, que les changements hormonaux peuvent influer sur le poids, mais d'une façon très relative. Je crois qu'il se passe quelque chose d'autre chez vous. »

Donna m'écoutait, curieuse de ce que j'allais lui dire. Elle ne s'attendait pas à la question qui suivit et qui apparemment n'avait aucun rapport avec le contexte.

« Quelle est votre relation à votre mère, Donna ?

Donna renifla, se tortilla sur son siège.

– Ma relation ? bafouilla-t-elle. Assez bonne, je pense. Ma mère est belle. Vraiment belle. Et mince. »

On aurait dit qu'une vidéo familiale défilait à toute allure dans sa tête. Soudain, les souvenirs et images du passé se bousculaient dans sa mémoire. Durant les quelques semaines qui suivirent, elle me raconta des anecdotes contenant toutes le même message inconscient transmis par sa mère : « Ne te mesure pas à moi. Jamais. Si tu essaies toi aussi d'être belle, tu perdras mon amour. » Par exemple, un jour, Donna, parée de sa nouvelle minceur, rendit visite à sa mère. Celle-ci avait posé sur son lit une jupe neuve en lin, taille 34. Commentaire de la mère : « Je te laisserais bien l'essayer mais je ne veux pas que tu la déformes. »

Autre incident : alors que Donna était adolescente, un

soir au cours du dîner, sa mère lui dit : « Tu serais si jolie, Donna, si seulement tu perdais un peu de poids. » Qu'y avait-il au dîner ce soir-là ? Des pâtes, une fricassée de légumes à la crème et de la glace comme dessert.

De même, très récemment, lors des fiançailles d'une amie très proche, Donna se sentait mince et superbe dans sa robe moulante. Pour la première fois de sa vie, elle voulait vraiment rire, s'amuser et passer une soirée fabuleuse. Son amie était éblouissante dans sa robe Armani en soie. Malheureusement, à cause des tensions de dernière minute, cette dernière avait pris un ou deux kilos avant la fête. Personne ne pouvait les remarquer, mais submergée par son excitation et sa nervosité, ainsi que par un très mauvais taux de sucre, elle ressentait le poids de chaque gramme en trop. En regardant la radieuse Donna, elle eut une bouffée de jalousie. Elle ne put s'empêcher de cracher son venin. « Tu sais, tu commences à vraiment ressembler à ta mère. Tu te conduis même comme elle. » Donna craqua pendant ces fiançailles et n'arrêta pas de manger pendant trois jours.

Morale : Donna aimait trop sa mère pour se mesurer à elle. Pour elle, manger lui permettait d'éviter la compétition et de conserver l'amour maternel. Mieux valait engloutir ce gâteau que de perdre l'affection de sa maman. Mieux valait avaler ce biscuit que d'admettre son sentiment de colère à l'égard de ceux qu'elle aimait.

« Oui, maman était belle. Mais ne vous méprenez pas : c'était une très bonne mère, affectueuse et douce. Bon d'accord, je n'ai jamais voulu être trop belle. Je ne voulais pas rivaliser avec elle. Je me suis toujours sentie coupable. »

Le message avait été inconsciemment gravé en Donna depuis son enfance : « Maman est belle. Pas moi. Je dois être grosse... et laide. »

De son côté, la mère de Donna l'appâtait inconsciemment avec des plats alléchants, pour que sa fille reste la grosse – et qu'elle-même demeure la belle. Elle utilisait la méthode de la carotte et du bâton pour inciter Donna à manger. « Reprends du dessert. » « Tu adores ma salade de pâtes. » « Goûte les gâteaux de la nouvelle pâtisserie du coin. » En même temps, elle lui disait : « Ne mange pas cela, tu essaies de perdre du poids. » Ou bien : « Tu ne peux pas porter mes vêtements, tu es trop grosse. »

Le pire, c'est que ni Donna ni sa mère ne se rendaient compte de cette dynamique. Évidemment, la mère de Donna aurait été horrifiée à l'idée qu'elle essayait inconsciemment de rabaisser sa fille en sapant son désir de maigrir, et plus profondément, d'être bien dans sa peau.

LE POIDS DE MAMAN

Non, je ne jette pas la pierre aux mères. J'en suis une moi-même ! Mais il n'en demeure pas moins vrai que la mère est généralement la nourricière. Depuis notre naissance, c'est elle qui s'est occupée de nous. Si on pleurait, elle décidait qu'on avait faim. Elle nous donnait le sein ou le biberon. Elle nous prenait dans ses bras et nous berçait.
Notre mère, la nourricière, nous donnait à manger, même avant notre naissance. Mais une fois adultes, nous effaçons l'intermédiaire : c'est la nourriture qui devient la nourricière. Comment s'étonner alors des sentiments complexes que nous éprouvons envers notre mère !

Manger signifie bien plus que se sustenter. C'est davantage qu'un plaisir sensuel. C'est plus que la satisfaction. La nourriture est une arme puissante, tellement puissante qu'elle peut saboter tout le travail physiologique que vous avez fait.

Mais il y a une issue. Elle s'appelle le libre arbitre.

Et dans ce libre arbitre réside la défaite de la *tête de lard*.

Sabotage : le terrain idéal pour alimenter la tête de lard

Une fois votre taux de sucre équilibré, vous pouvez regarder en face qui vous êtes vraiment, sans peur, sans répugnance, sans l'image négative de soi qui accompagne inéluctablement l'hypoglycémie. Il existe bien des raisons pour expliquer l'échec de vos projets les mieux conçus. La *tête de lard* peut prendre bien des formes. Voyons-en quelques-unes.

Facteurs psychologiques, ou « je ne mérite pas... »

Le sabotage est l'un des aspects les plus courants de la *tête de lard*. Après tout, si vous avez pris du poids et si vous ne l'avez pas perdu, ce n'est pas sans raison. Peur de la sexualité, peur du changement, peur de l'inconnu, ou simplement peur de découvrir ce qui vous perturbe vraiment : il existe une puissante motivation pour rester gros, qui peut pulvériser vos plans les plus solides.

FRINGALES ÉMOTIONNELLES ET « NOURRITURES » ADÉQUATES

Fringale émotionnelle	*Nourriture émotionnelle*
Ennui	Louez un film.
Colère	Écrivez votre rage (en privé).
Solitude	Appelez un ami – et prenez un animal domestique.
Fatigue	Prenez un bain chaud aux essences naturelles.
Tension	Allez-vous promener ou prenez un bain chaud.
Rejet	Allez au musée. Projetez un dîner.
Frustration	Laissez-vous transporter par un bon livre.

Anciennes attitudes et habitudes, ou « la première chose que je fais en arrivant chez ma mère, c'est d'ouvrir la porte du frigo ».

Une glace et quelques pages de lecture avant de dormir, un jus d'orange tous les matins au lever : ces habitudes ne disparaissent pas facilement. Elles font partie de nous. Elles sont confortables. Comme de vieilles chaussures. Comme ces kilos jamais perdus...

Avaler ses sentiments au lieu de les vivre, ou « je me déteste ».

Une émotion brute, comme c'est difficile à vivre ! Douleur. Colère. Parfois, on refuse de ressentir notre rage ou notre déception de peur de devenir fou, ou de tuer quelqu'un. Mieux vaut manger des bonbons, se resservir un peu de poulet basquaise ou commander un dessert. Comme me le disait un patient : « Lorsque je mange du chocolat, c'est complètement lié à l'affect. Je n'aime pas avoir de sentiments. Le chocolat est bien moins amer que la réalité. »

Mais même consommé en compagnie d'amis chers, sous votre couette devant un bon film ou en tête à tête avec votre dernier coup de foudre, aucun produit alimentaire ne remplacera ce dont vous avez vraiment besoin : tendresse, réconfort, exprimer ce que vous ressentez, dire « je te hais » ou « je t'aime ». L'amour, oui, l'amour.

Jeu de rôle familial, ou « j'étais, je suis et je serai toujours la nounou chez moi ».

Les pionniers de la thérapie familiale affirment depuis toujours que chaque individu a un rôle bien défini, inconsciemment assigné par la famille afin de maintenir son unité. Peut-être étiez-vous celui ou celle qui réconfortait tout le monde, qui s'occupait de ses frères et sœurs – et de ses parents –, qui ne se rebellait jamais. Ou le clown, qui essayait toujours de redonner le moral aux autres. Ou encore le fort. Ou celui qui devait toujours paraître heureux pour que tout le monde se sente bien. Quel qu'ait été votre rôle, vous n'avez tout simplement pas reçu ce dont vous aviez besoin. Personne ne se souciait de vous. Vous étiez – et demeurez – la victime, redoutant de faire ou dire quelque chose de mal. Peu importe votre rôle ou vos sentiments, l'issue en est la même : manger trop. Vous avalez la nourriture au lieu de vivre vos émotions. Et vous avez appris cela dès votre naissance : « Chut ! Ne pleure pas. Tiens voilà ton biberon... un jus d'orange... une sucette. »

Vous en êtes arrivé à devenir un « affamé émotionnel ». Au lieu de nourrir votre affect, vous choisissez une compensation alimentaire et prenez du poids. Vous rêvez de ce qui pourrait réellement vous apaiser, mais vous croquez un bout de chocolat à la place. Résultat : vous mangez encore plus parce que le chocolat ne comblera jamais votre manque. Vous ne serez jamais rassasié puisque vous utilisez de la nourriture pour assouvir un besoin émotionnel. C'est comme si vous vouliez réchauffer votre salon en allumant la climatisation. Ça ne peut pas fonctionner.

LA NOURRITURE : UNE ARME DE CHOIX

Certains utilisent des revolvers pour se faire du mal. D'autres des cigarettes ou de l'alcool pour se détruire à petit feu. Mais les « gourmands sensuels » utilisent la nourriture. Ça a bon goût et on peut prétexter que c'est inoffensif. Vous mangez et vous occultez toutes les émotions désagréables en les noyant dans la crème Chantilly. La nourriture peut avoir une double répercussion. En mangeant trop, non seulement vous vous faites du mal, mais vous faites du mal à ceux que vous aimez. Ils sont furieux ou contrariés à cause de vous et bingo ! Vous pouvez vous remettre à manger sous prétexte que vous êtes en colère contre eux (et vous-même) ! La nourriture est vraiment une arme de choix, et d'une puissance considérable.

La nourriture des autres ou « juste une bouchée pour goûter, s'il te plaît, j'ai passé la journée à le préparer ».

Imaginez la scène : vous et votre moitié êtes invités à dîner chez un ami proche. C'est votre anniversaire et il a préparé un succulent repas. Il sait que vous essayez de perdre du poids (après tout, le monde entier le sait !), mais c'est votre anniversaire alors on peut faire une exception. Bisque de homard. Soufflé au fromage. Coquilles Saint-Jacques sautées à l'ail et à l'huile. Salade aux croûtons et aux noix. Et pour couronner le tout, un somptueux moka au chocolat. Comment refuser ? Il s'est donné tellement de mal – rien que pour vous ! Seulement votre ami a négligé une chose : vous demander si *vous* aviez décidé de déroger aux règles ce soir-là. Peut-être l'a-t-il fait exprès d'ailleurs...

Charlotte, une de mes patientes, travaillait juste à côté du bureau d'une collègue qui apportait chaque jour des brioches toutes chaudes. Elle savait que Charlotte était au régime : elle lui avait déjà demandé la raison de ces sacs de légumes crus qu'elle avait toujours avec elle. Il n'empêche que tous les matins que Dieu faisait, elle passait la tête dans le bureau de Charlotte pour lui proposer : « Une brioche ? Je te conseille celles au sucre que tu aimes tant. » Et invariablement, Charlotte répondait : « Comme c'est gentil ! merci ! » et prenait une brioche, sapant ainsi tous les efforts du weekend ou de la veille. Nous avons passé plusieurs séances à parler de sa *tête de lard* et tout a changé. Lorsque, à son habitude, Dame Brioche est passée la voir, Charlotte a souri en lui disant : « Merci, tu es bien aimable. Mais je n'ai pas faim. » Au bout d'un certain nombre de « Non, merci », Dame Brioche finit par comprendre. Malheureusement, elle cessa non seulement d'offrir ses brioches à Charlotte mais aussi de lui parler. Peut-être se sentait-elle rejetée. Peut-être était-elle choquée car elle n'avait pas mesuré l'agressivité de son acte. Peut-être éprouvait-elle de la gêne. En tout cas, de telles choses se produisent parfois. Vous pouvez perdre certains « amis » en même temps que vos kilos. Mais comme me le disait un patient : « Cela fait réfléchir sur la véritable nature de leur amitié. »

HISTOIRE VÉCUE

Je n'oublierai jamais le jour où Susan, une de mes patientes en pleine forme, revint d'un voyage au Canada où elle était allée pour rendre visite à la famille de son mari. Ses beaux-parents ne l'avaient pas vue depuis un an et elle avait perdu plus de quinze kilos grâce au Programme de cinq jours. La dernière fois qu'elle était venue, ils l'avaient accueillie cordialement mais sans plus. À présent, elle était devenue la meilleure mère, épouse et belle-fille du monde. Commentaire de Susan : « Je n'arrive pas à croire qu'ils m'aient jugée sur mon apparence. Je n'ai pas changé. Je n'ai simplement plus peur de dire que je déteste leurs stéréotypes. »

LES RÉGIMES À TRAVERS LES SIÈCLES

Au Moyen Âge, les femmes ne faisaient pas régime par vanité. C'était une question de survie. Elles étaient considérées comme un bien, au même titre qu'un cheval ou un château. Par conséquent, le seul moyen qu'elles avaient de contrôler leur vie était la nourriture. En s'affamant, elles pouvaient éviter l'obligation d'épouser un homme qu'elles n'aimaient pas. Elles pouvaient s'enlaidir et causer la honte de leur famille. Elles pouvaient se rebeller et choisir une vie ne se limitant plus au maternage et à la cuisine. Elles pouvaient devenir soignantes, sages-femmes, religieuses, gouvernantes et enseignantes.

Quelles sont les composantes de votre tête de lard ?

Nous avons vu les quatre aspects que peut prendre la *tête de lard*. Mais en réalité, les raisons psychologiques qui nous poussent à manger peuvent être très profondes et relever de territoires intérieurs insoupçonnables. Elles représentent seulement 25 % de ce pourquoi vous mangez, mais elles sont extrêmement lourdes de sens.

Afin de surmonter votre *tête de lard*, vous devez d'abord en identifier la nature. Prenez le temps de faire ce test, en répondant par « vrai » ou « faux » pour chacune de ces affirmations. Surtout soyez honnête ! Ce questionnaire ne regarde que vous, personne d'autre n'a besoin de connaître vos réponses.

Partie 1A : Avaler vos sentiments – Pensées

1. Après avoir trop mangé, je me regarde dans la glace avec répulsion.
2. Quand je me sens mal, je ne peux pas supporter de me voir dans un miroir, un point c'est tout.
3. Je me déteste.
4. Je n'ai aucune confiance en moi. Je m'estime toujours très peu. Mon seul remède est de perdre cinq kilos.
5. Je déteste les fêtes. Chaque fois que je vais dans une soirée, j'ai l'impression qu'on ne voit que moi et ma cellulite.
6. Quand je marche dans la rue, j'ai l'impression que tout le monde regarde mes bourrelets, et pense que je suis fainéant(e), lymphatique, velléitaire, ou même stupide.
7. Tout cela est sans doute vrai.
8. J'ai du mal à exprimer mes colères.
9. Je rabroue les gens tout le temps, dans ma tête.
10. Je dis souvent « je suis désolé(e) » alors que je ne le pense pas.
11. J'ai un énorme besoin d'être rassuré(e).
12. Je suis très peu sûr(e) de moi et je ne fais pas confiance aux gens.
13. Lorsque les autres me complimentent sur mon physique, je ne les crois pas.

14. Au fond de moi, je sais que si j'avais plus de valeur, je serais capable de perdre du poids.
15. Jamais je n'irai à la plage. Il est hors de question qu'on voie mes cuisses.
16. Une chose dont je suis sûr(e) : les gros ne sont *pas* heureux.
17. Il y a beaucoup de choses que je ne fais pas parce que je suis trop conscient(e) de mon poids.
18. Mes émotions m'effraient.
19. Je prends peur dès que je commence à m'attacher à quelqu'un.
20. Je me sens toujours mal après avoir fait une entorse à mon régime.
21. Pour moi – et pour mes amis –, le comportement alimentaire se juge en termes de « bien » et de « mal ».
22. J'ai l'impression que la plupart de mes amis sont plus minces que moi – même si ce n'est pas vrai.
23. J'adore manger. Depuis toujours.

Comptez le nombre de « vrai » obtenus et notez-le. Passez à la partie 1B.

Partie 1B : Avaler vos sentiments – Comportements et activités

24. J'ai un désir impérieux de manger.
25. Quand je suis à l'extérieur, avec des gens, je mange selon les convenances établies : un fruit comme dessert, pas de friture, une salade avec la sauce à part. Mais une fois chez moi, je me rue sur le frigo.
26. Quand j'ai passé une mauvaise journée au travail, je n'ai qu'une idée : rentrer à la maison et me réfugier dans les bras de... mon plat favori.
27. Quand je me sens mal, je peux avaler un paquet entier de chips en quelques minutes, sans avoir conscience de la quantité engloutie.
28. Il est impossible d'aller dans un bar sans prendre au moins un verre.

29. Les fêtes sont synonymes de manger. Promotions, fiançailles, guérison – pour célébrer ces bonnes nouvelles, quoi de mieux que de dîner dehors... et manger.
30. Je me demande ce qui se cache sous le compliment « Tu es superbe ! » Ces trois mots suffisent à me donner faim !
31. La voix de ma mère est celle de ma conscience. J'entends tellement ses « tu devrais faire ci », « tu devrais manger ça », que je n'ai qu'une envie : prendre un gâteau.
32. Certains amis sont mes compagnons de table. On ne peut se réunir sans manger. Le seul fait de les voir me fait saliver.

Comptez le nombre de « vrai » et additionnez-le au résultat de la partie 1A. Notez le total obtenu sous la rubrique « Avaler vos sentiments » 1B.

Partie 2 : La nourriture des autres

33. J'ai du mal à respecter mon régime au restaurant.
34. Il y a beaucoup de « il faut » dans mon vocabulaire, mais je les ignore presque tous lorsque je sors au restaurant avec mes amis.
35. Il me suffit de voir un buffet pour me décider : « Je ferai régime demain. »
36. Si un ami ou un parent me propose un mets fait maison, je succombe.
37. « Juste une bouchée » : ce mot de passe suffit pour me faire manger trois portions.
38. Je crois que certains de mes amis me préféraient lorsque j'étais gros(se). Ils étaient plus gentils avec moi.
39. J'ai un ami qui commande toujours des plats très riches au restaurant. Il me dit d'en prendre une bouchée et n'en mange pas beaucoup lui-même.

40. Lorsqu'un serveur m'apporte un plat baignant dans la sauce, je ne le renvoie pas, même si j'ai explicitement demandé la sauce à part.
41. Il n'y a rien de plus difficile que de sortir dîner avec mes amis. J'ai l'impression qu'il faut manger et boire à en éclater.
42. Quand je cuisine pour ma famille ou mes amis, je ne fais pas attention aux matières grasses. C'est un prétexte pour préparer de délicieux plats pleins de sucres et de graisses.
43. J'attends toujours de voir ce que les autres commandent avant de choisir (généralement un plat bien calorique !).
44. Mariages, baptêmes et communions : autant d'occasions de manger !
45. Mes amis commentent toujours mon régime, le critiquent et évaluent mes progrès.
46. J'ai peur de ce que les gens penseront si je ne mange pas ce qu'ils ont préparé. Je ne veux pas les vexer.
47. Je ne sais pas comment répondre à l'habituelle question : « Combien de kilos veux-tu encore perdre ? »

Comptez le nombre de « vrai » obtenu pour la partie 2 et notez-le sous la rubrique « La nourriture des autres ».

Partie 3 : Jeu de famille

48. J'ai l'impression qu'avec mon père on ne peut pas se voir sans se disputer.
49. Je reçois beaucoup de messages contradictoires de ma mère. Elle me dit toujours de faire régime – et elle me ressert du gâteau.
50. Mon père a toujours tout contrôlé.
51. Mes parents voulaient que je sois parfait(e) – et j'éprouvais toujours un sentiment d'échec.
52. Enfant, on ne m'embrassait jamais.
53. Je suis issu(e) d'une famille nombreuse et je devais

toujours me précipiter à table pour être sûr(e) d'avoir quelque chose à manger.

54. Mes parents me comparent toujours à mon frère ou ma sœur, qui est mince.
55. Je me sens gêné(e) lorsque mon père me complimente sur mon physique et remarque combien j'ai grandi.
56. Mon ami(e) me dit toujours de perdre du poids, et cela me tape sur les nerfs.
57. Dès que je commence à perdre du poids, mon ami (e) devient jaloux(se) de quiconque me regarde.
58. Ma mère s'habille d'une façon plus jeune et plus sexy que moi.
59. Il n'y a rien de pire que se retrouver en famille. Même si mon taux de sucre est excellent, il suffit que j'aille chez ma mère ou ma tante pour que mes résolutions s'évanouissent.
60. Je ne me suis jamais senti(e) aimé(e) par ma famille.
61. Je ressens la désapprobation de mes parents – même s'ils ne sont plus là depuis longtemps.
62. Nous n'exprimions jamais nos sentiments à la maison.
63. Mes parents se disputaient presque tous les soirs.
64. J'ai été un enfant battu.

Comptez le nombre de « vrai » obtenu pour la partie 3 et notez-le sous la rubrique « Jeu de famille ».

Partie 4 : Lieu de réconfort

65. Quand je me sentais triste ou rejeté(e), ma mère me préparait toujours mes plats favoris (et bien caloriques) pour le dîner.
66. Je ne me suis jamais senti aussi proche de ma famille que ces dimanches après-midi passés à grignoter en regardant la télé.

67. Dîner au restaurant était un rituel familial, et il me manque beaucoup.
68. Je n'arrive pas à m'endormir si je n'ai pas mangé ma crème glacée au lit.
69. Il n'y a rien de meilleur qu'un jus d'orange au petit déjeuner.
70. Je prends le même petit déjeuner tous les jours : un croissant et un café.
71. Si un collègue me propose à manger, je ne refuse jamais.
72. Le déjeuner, c'est toujours un sandwich au bureau.
73. Les légumes ne font jamais partie de mon quotidien.
74. Je ne peux imaginer le pain sans beurre.
75. Je n'aime pas le poisson. Je suis plutôt du genre « viande et pommes de terre ».
76. Je ne peux pas regarder la télévision sans grignoter.
77. Je ne peux pas lire sans avoir à manger à côté de moi.
78. J'adore lire le journal du dimanche avec un café... et un pain au chocolat.
79. Le matin, il ne faut pas me parler avant que j'aie pris au moins deux tasses de café.
80. Les gens qui travaillent à la cafétéria connaissent mes habitudes. Ils me préparent même mon assiette de frites dès que j'arrive.
81. En sortant de l'école, j'allais toujours au fast-food du coin avec mes amis. Un hamburger-frites, c'était un bon goûter à l'époque. Ça l'est encore parfois.
82. J'ai toujours cru à la guérison par la nourriture, en cas de grippe – ou de maladie en général.

Comptez le nombre de « vrai » obtenu pour la partie 4 et notez-le sous la rubrique « Lieu de réconfort ».

Résultat du test et interprétation

Comparez les chiffres obtenus pour chaque catégorie et lisez la section correspondant au maximum obtenu. Si vous avez le même nombre de « vrai » (ou presque) dans plusieurs catégories, cela signifie que votre *tête de lard* recouvre plusieurs composantes.

– Si vous avez le maximum de « vrai » dans la section « Avaler vos sentiments », votre *tête de lard* a beaucoup à voir avec votre façon d'appréhender votre vie. Vous avez sûrement peu d'estime pour vous-même, et cela remonte à une période très éloignée. Vous ressentez – et cachez – les mêmes émotions que dans votre berceau, votre cour d'école, vos surprises-parties, votre classe de troisième. Seules les circonstances ont changé, et peut-être les aliments que vous mangez pour compenser (au lieu d'un Coca ou une tartine de Nutella, vous prenez du whisky ou un paquet de chips). En tout cas, votre *tête de lard* préférerait se cacher dans une assiette de choucroute que de vous laisser affronter vos émotions.

– Si vous avez le maximum de « vrai » dans la section « La nourriture des autres », votre *tête de lard* est sans doute liée à un problème d'insécurité, et au besoin de plaire aux autres.

– Si vous avez le maximum de « vrai » dans la section « Jeu de famille », votre *tête de lard* a des racines profondes et anciennes. Elle remonte à vos relations avec vos parents, sans doute principalement avec votre mère, celle qui vous a nourri depuis votre naissance.

– Si vous avez le maximum de « vrai » dans la section « Lieu de réconfort », votre *tête de lard* est basée sur de vieilles habitudes et des routines confortables. Votre éducation vous a sûrement appris à utiliser la nourriture pour assagir vos sentiments, pour calmer votre nervosité, pour vous sentir plus en sécurité. Manger signifiait se réunir en famille et tous les bons moments étaient associés à la nourriture.

L'avocat zombie

Nous avions l'habitude de dire, en plaisantant, que Jack était un zombie. Non, il n'était pas bizarre. Il n'était pas passionné par les films d'horreur ou de science-fiction. Ce patient, que je suis depuis plus de trois ans, a perdu plus de cinquante kilos et ne les a pas repris.

Aujourd'hui, il parle de bonne glycémie et de collations à heures fixes comme si c'était une seconde nature. Mais ça n'a pas toujours été aussi facile. Une fois son taux de sucre équilibré grâce à mon régime, sa *tête de lard* a pris le dessus. Il se sentait vraiment bien. Il était rempli d'énergie. Il n'avait plus de fringales. Mais il ne maigrissait plus.

Cela dura trois semaines. Nous avons alors examiné ce qui se passait. J'ai analysé son journal alimentaire. Nous avons parlé de sa vie familiale.

Ensemble nous avons découvert que le problème provenait du déjeuner.

Oui, le déjeuner. Jack avait deux frères et une sœur qui étaient tous turbulents et remplis d'énergie, alors que lui était un enfant calme et studieux. Leurs personnalités se manifestaient pendant les repas. Tandis que les autres riaient, parlaient et partageaient les anecdotes de la journée, Jack restait muet, invisible, et mangeait. Il mangeait et mangeait, dans l'espoir que personne ne lui poserait de question – tout en espérant que tout le monde s'arrêterait de parler et lui demanderait vraiment comment il allait et ce qu'il faisait.

Ces émotions confuses, il les occultait. Il se sentait si mal qu'il avalait ses sentiments au lieu de les affronter.

Il grandit et devint un avocat très en vue, mais ses comportements alimentaires subsistaient. Il plaidait contre les meilleurs de sa profession. Mais à l'heure des repas, c'était le trou noir. Jack devenait zombie.

Déjeuner avec les collègues, dîner entre amis, petit déjeuner du dimanche en famille. Peu importait la circonstance, Jack engloutissait la nourriture sans prêter attention ni remarquer ce qu'il mangeait.

Ce comportement lui valut cinquante kilos de trop – et une *tête de lard* toujours là, à le railler, jusqu'à ce que nous puissions en identifier le mécanisme, en reconnaître les manifestations et élaborer un plan d'action.

Le programme de deux étapes : identifier les mécanismes et reconnaître les manifestations

Mon intention n'est pas de schématiser les problèmes liés à la *tête de lard*, comme on pourrait le croire. Le test et l'histoire du « zombie » ne sont qu'un moyen de vous faire réfléchir, de vous aider à appréhender ce que vous ressentez lorsque vous craquez, en identifiant le mécanisme et en reconnaissant ses manifestations. Avec une glycémie équilibrée, vous êtes plus lucide et plus à même d'entendre les appels *tête de lard* – et ses motivations.

Vous aurez moins peur de l'affronter, ou d'avoir recours à un professionnel si nécessaire. Comme me le disait une patiente, mère au foyer d'environ cinquante ans : « Ce régime m'a dynamisée. Littéralement. J'ai pris des décisions et fait des choix basés sur mes propres besoins et désirs, et non pas ceux de mon mari, mes enfants ou mes amis. J'ai pu comprendre mes frustrations, et y remédier. Étudiante à cinquante ans ? Pourquoi pas ! »

Il est évident que le Programme de cinq jours a contribué à ce qu'elle finisse ses études. Non seulement elle se sentait remplie d'énergie, capable de se concentrer et plus sûre d'elle, grâce à une silhouette plus mince. Mais si elle avait pu réussir dans un domaine (le régime), pourquoi ne le pourrait-elle pas dans un autre ? Les études par exemple. Elle devint une femme active.

Pensez-y. Soudain, vous vous faites passer en premier. Vous dites : « Je veux aller dans un autre restaurant. Je l'apprécierai mieux, compte tenu de mon régime. » Ou : « Ce poisson baigne dans l'huile. Remportez-le en cuisine s'il vous plaît. » Vous prenez des décisions en votre propre nom. Pour beaucoup de femmes, cela représente bien plus qu'un simple bouleversement : c'est véritablement un nouvel élan.

La *tête de lard* de ma patiente ressemblait à celle de bien des femmes que j'ai aidées. Besoin de plaire. Se faire passer en dernier. C'était en partie une question d'habitude. Cela avait aussi à voir avec les autres. C'était également dû à sa vie de famille : si elle devenait mince et sûre d'elle, elle avait peur de constater à quel point elle avait été malheureuse toutes ces années, cantonnée dans un rôle de ménagère si peu satisfaisant – jusqu'à ce qu'elle commence à prendre parti... pour elle-même.

Parfois cette nouvelle confiance en soi, apparemment si menaçante pour le conjoint, peut, au contraire, revitaliser la relation. Quel plaisir d'être fier de la personne qu'on aime !

Toutes les situations ne se résolvent pas d'une manière aussi spectaculaire. Tous les patients ne changent pas radicalement de vie lorsqu'ils identifient leur *tête de lard* et en reconnaissent les manifestations. Parfois les peurs inconscientes s'avèrent infondées, et les gens continuent de vivre et travailler comme avant, mais sans ce doute sournois, subtil et obsédant, qui les poussait à manger. Comme pour Jack, la vie continue, mais avec plus de saveur, de joie de vivre, d'enthousiasme, et beaucoup moins de poids.

On peut entretenir un mauvais taux de sucre et se concentrer sur son excès de poids uniquement pour ne pas voir sa déception vis-à-vis de sa propre existence. Mais une glycémie déséquilibrée *alimente* cette douleur. On est déprimé, triste, et on a besoin de se distraire de son état.

Si vous travaillez à résoudre vos problèmes existentiels, vous vous autoriserez davantage un bon taux de sucre et vous serez moins amer à l'égard de vous-même que vous ne l'étiez avec une mauvaise glycémie.

Grâce à cette nouvelle confiance en vous-même, vous aurez de moins en moins besoin de regarder ailleurs et vous serez prêt à affronter votre *tête de lard*.

Les deux étapes de l'identification et de la reconnaissance constituent une technique extrêmement utile pour l'élimination des saboteurs, dans le cadre du Programme de cinq jours. La première étape consiste à voir ce que vous dit votre *tête de lard*. Examinez votre journal ; notez les heures de la journée et les situations où il vous a paru particulièrement difficile de maintenir une bonne glycémie. Regardez autour de vous, chez vous, au bureau, la nuit. Comment vous sentez-vous lorsque vous mangez trop ? Êtes-vous conscient de ce que vous faites ? Est-ce de l'énervement ou de l'habitude ou les deux ?

Une fois que vous avez identifié la nature de votre *tête de lard*, vous pouvez en reconnaître les manifestations et savoir quoi faire pour la contrer. Lorsque Jack s'est rendu compte de son trou noir pendant les repas (un comportement qui l'avait poursuivi toute sa vie), il décida de porter un élastique à son poignet. Lorsqu'il s'apprêtait à manger, il faisait doucement claquer l'élastique, ce qui avait pour effet de le réveiller et de lui rappeler de regarder ce qu'il mangeait. Il faisait un effort conscient pour écouter les gens qui l'entouraient. Il participait à la conversation. Pour renforcer sa vigilance, il essayait de poser sa fourchette entre chaque bouchée et de toujours laisser un petit peu de nourriture dans son assiette en finissant.

Peut-être votre *tête de lard* se manifeste-t-elle au moment des collations. Vous ne mangez pas vos croque-durs à heures régulières. Une fois le problème identifié, vous pouvez savoir quoi faire, même si vous ne connaissez pas encore les ramifications profondes de votre comportement. Vous pouvez accrocher un mot sur votre porte : « Ne pas oublier la collation ! » Vous pouvez utiliser un réveil au bureau. Vous pouvez aussi poser tous vos croque-durs sur votre table, dès que vous arrivez au travail, et manger le premier avant de commencer la journée.

Identifier la nature de votre *tête de lard* et en reconnaître les manifestations, c'est le but du test et de ce chapitre. Mais rassurez-vous : après tout, cela ne constitue que 25 % du Programme de cinq jours !

Sabotages simples

Identifier les saboteurs simples n'est pas aussi facile qu'il paraît. En fait, « simple » signifie superficiel. Il s'agit des aspects de la *tête de lard* qui ne sont pas trop profondément enfouis en vous.

Colère sublimée, ou « je le hais tellement que je vais engloutir ce gâteau jusqu'à la dernière miette ».

L'un de mes premiers clients, Martin, était un homme élégant, dans la quarantaine, commercial pour une firme pharmaceutique, marié et père de deux enfants. Il semblait tenir à faire ce régime, mais chaque semaine sans exception, à la lecture de son journal alimentaire, il était évident qu'il faisait tout pour ne pas stabiliser son taux de sucre. Invariablement, je révisais son programme avec lui et nous discutions de ce qu'il faisait et pourquoi. Je suggérais des idées pour l'aider dans l'environnement concurrentiel de son travail. Nous avons parlé méditation, respiration, préparation des aliments la veille, voire changement de travail. Mais rien n'y faisait. Il revenait en se plaignant. Il voulait changer de régime; il prenait des collations *en douce*. J'essayais de le remettre sur la bonne voie, de découvrir avec lui ce qui n'allait pas dans son alimentation. Il me contrait toujours fièrement et se vantait presque : « Oui, mais j'aurais pu faire *encore plus* mal. Vous auriez dû voir tout ce que je n'ai *pas* mangé. »

Finalement, au bout de deux mois, c'était devenu insupportable. Martin perdait son argent à venir me voir. Ça ne fonctionnait pas. Quelque chose l'empêchait d'intégrer les idées et les stratégies que nous évoquions au cours des séances.

Alors, j'ai essayé une tactique différente. J'ai décidé d'oublier les collations supplémentaires et les mauvais horaires. Je l'ai rassuré en lui disant qu'il faisait tout son possible, j'en étais sûre, et qu'après tout ç'aurait pu être bien pis.

Martin s'est tu un moment puis a rompu le silence en me demandant à brûle-pourpoint : « Êtes-vous fâchée contre moi ? » On aurait presque dit qu'il *espérait* ma colère. J'ai secoué la tête en signe de dénégation.

Nous avons parlé, et j'ai appris que son père le critiquait toujours ; il disputait et harcelait son fils comme son propre père l'avait fait auparavant. Martin était furieux contre son père, mais il ne pouvait l'admettre. Au lieu de cela, il vivait sa colère *en douce*, tout comme il prenait ses collations. Il avait appris à se justifier. Il ne pouvait entendre ce que je lui disais parce qu'il ne m'écoutait pas. Il se justifiait ou rationalisait, comme il l'avait fait avec son père pour éviter toute confrontation. Il reportait sa colère sur la nourriture. Pendant les séances, je lui demandais pourquoi il prenait une collation de plus ou ce qu'il ressentait lorsqu'il avait oublié son croque-dur, afin d'identifier ses motivations. Mais lui recevait mes questions comme les brimades de son père. Il prenait mon aide pour de la critique. Que faisait-il alors ? Il concentrait son attention sur son alibi et trouvait des excuses pour éviter d'examiner ses véritables sentiments. *Il mangeait parce qu'il était en colère contre moi.*

Une fois la nature de sa *tête de lard* identifiée, Martin devint capable d'entendre ce que j'avais à dire. Il n'avait plus besoin d'alibi. Il commença à perdre du poids.

En reconnaissant votre colère – et en vous confrontant directement à sa source –, vous franchirez un grand pas et votre *tête de lard* perdra de sa puissance.

Peur de la sexualité, ou « je suis trop sexy. Je dois être quelqu'un de détestable ».

Nancy adorait son père. C'était « la petite fille à son papa » et cela ne la dérangeait pas. Son père le lui rendait bien. Rien n'était trop beau pour elle. À ses yeux, Nancy pouvait tout réussir si elle le voulait et personne ne lui arrivait à la cheville. À l'approche de la puberté, elle commença à changer. Ses formes devinrent plus féminines, elle perdait ses rondeurs de bébé. Soudain les garçons ne lui paraissaient plus aussi stupides. Certains étaient même mignons.

Comme ses amies, elle lisait des romans coquins en cachette, la nuit à la lueur d'une lampe de poche.

Nancy grandissait et, comme toute adolescente, elle pensait beaucoup au sexe.

Mais la perte de l'innocence se paie. Lorsque son père l'enlaçait, elle se sentait mal à l'aise. Elle s'éloignait de lui lorsqu'il s'asseyait près d'elle sur le canapé. Son père ne comprenait pas cette réaction ; il n'y avait pas de geste ouvertement déplacé. De son côté, Nancy ne comprenait pas son propre malaise. C'était son père ! Elle l'aimait !

Nancy commença à manger – toujours et encore. Lorsqu'elle vint me voir, elle avait trente-trois kilos à perdre. Elle était plus âgée, mais pas plus sage. Une fois sa glycémie stabilisée, il lui a fallu plusieurs mois pour comprendre, avec l'aide d'un thérapeute, les tensions œdipiennes inconscientes qui avaient existé entre son père et elle – ces sentiments qui lui paraissaient tellement honteux et détestables que, pour éviter de les regarder en face, elle avait préféré manger et grossir plutôt que d'être sexy.

Une fois sa peur de la sexualité identifiée, sa *tête de lard* a disparu pour laisser place à une Nancy mince... et sexy.

NOURRITURE ET SEXE

Le sexe – *avec préservatif* – est bon. Se sentir sexy, c'est très excitant. Identifier et reconnaître votre peur de la sexualité peut être la découverte la plus importante de votre existence. Cela peut transformer votre *tête de lard* et votre vie entière, et faire de vous une personne mince, séduisante et passionnée. Faire l'amour avec un être cher est bien plus satisfaisant que faire l'amour à un banana split (ce qui n'empêche pas d'en partager un à deux, un jour, en tant qu'extra !).

Peur de l'intimité, ou « tu vas voir. Je mangerai tellement que tu ne voudras jamais t'approcher de moi ; et je me

dirai que tout est ta faute. Alors... passe-moi le pain. Tout de suite ».

Lindsay était très peu sûre d'elle et avait été rejetée par bien des hommes auparavant. Mais on ne pouvait pas imaginer pourquoi lorsqu'elle vint à mon cabinet. Elle était jolie et pleine d'humour. Elle avait son indépendance et gagnait bien sa vie en tant qu'éditrice. Mais elle était trop ronde pour être en bonne santé. Elle avait besoin de perdre environ douze kilos.

« Naturellement, personne ne veut sortir avec moi, me dit-elle après ses cinq jours de mise en train. Regardez comme je suis grosse ! »

En fait, Lindsay ne *voulait* sortir avec personne. Elle avait peur de l'intimité. Au cours de nos séances, elle commença à s'ouvrir. Deux ans auparavant, elle avait été amoureuse d'un homme qui l'avait quittée pour sa meilleure amie. Elle en fut tellement blessée qu'elle jura de ne plus jamais avoir de fiancé. Elle se dit qu'il valait mieux ne pas aimer du tout plutôt que de rencontrer l'amour et risquer de le perdre. En ce qui la concernait, si elle ne fréquentait plus personne, elle serait heureuse.

Pourtant Lindsay n'était pas heureuse du tout. Sous sa blessure, sa douleur et sa peur, sommeillait une personne aimante et généreuse qui désespérait de partager sa vie avec quelqu'un.

Je l'ai rassurée et lui ai dit de poursuivre son chemin. Six mois plus tard, elle avait perdu douze kilos. Elle était superbe et les hommes la remarquaient.

Bingo ! La séance suivante, elle était en hypoglycémie et avait repris deux kilos, alors qu'elle avait réussi à stabiliser son taux de sucre pendant plusieurs mois.

Nous avons parlé des motivations de Lindsay. Elle identifia sans peine la nature de sa *tête de lard* : elle était terrifiée à l'idée d'être de nouveau rejetée. C'était comme un drapeau rouge brandi dans son esprit : mieux vaut rester grosse et distante. À présent qu'elle commençait à sortir avec des hommes, ses anciens démons refaisaient surface et se manifestaient par une collation oubliée, un mauvais déjeuner, une fringale nocturne. Nous avons compris ce qui lui restait à faire : continuer vaille que vaille. Elle exprima ses propres peurs, tant à elle-même qu'à ses amis proches. Elle parvint à se convaincre que le passé, c'était le passé et qu'il ne se répéterait pas forcément. Elle commença à davantage apprécier le fait de se sentir bien dans sa nouvelle apparence, dans les vêtements qu'elle venait de s'acheter, dans cette facilité à s'habiller, dans ce maquillage qu'elle s'était fait faire chez une esthéticienne. Elle tenait aussi très scrupuleusement son journal alimentaire. En se concentrant sur les résultats positifs et non sur les menaces inhérentes à sa perte de poids, elle put surmonter ses peurs.

Aujourd'hui, Lindsay a atteint son objectif – et elle vit avec quelqu'un. Sa *tête de lard* est morte et enterrée, et c'est bien ainsi.

Diversion, ou « si je me focalise sur ces deux kilos, je n'aurai pas besoin de me concentrer sur ma vie ».

Mary était apparemment comblée. Lorsqu'elle a poussé la porte de mon cabinet, je me suis même demandé pourquoi elle était venue me voir. Elle était mince, grande, élégante et superbe. Elle me sourit.

« Cela peut vous paraître stupide, mais je n'arrive pas à perdre ces deux derniers kilos. »

J'ai accepté de travailler avec elle. Si elle voulait perdre deux kilos de plus pour parfaire son image, je l'aiderais à atteindre son objectif. J'étais là pour l'accompagner et non pour la juger.

Au bout de deux semaines, Mary nageait dans le bonheur de la glycémie parfaite. Elle perdit facilement un kilo et demi. Puis il se passa quelque chose de curieux. Elle annula un rendez-vous. Elle vint deux semaines plus tard et, naturellement, elle avait repris les trois livres perdues. Elle était agitée et parlait toujours de son besoin de maigrir.

Je l'ai regardée et lui ai dit, de but en blanc : « Mary, tout cela n'a rien à voir avec le poids. Qu'est-ce que vous ne voulez pas affronter ? »

Mary soupira. Elle hésita. Puis elle se mit à parler. Elle

et son époux avaient des problèmes. Ils se disputaient tout le temps. Ils n'arrivaient pas à communiquer. Cela faisait dix-huit ans qu'ils étaient mariés et la seule idée d'une séparation provoquait une crise d'anxiété. De toute évidence, se préoccuper de ces deux kilos était bien plus facile que de penser à son mariage.

La *tête de lard* perdit de son pouvoir lorsque Mary la regarda en face. Elle décida de considérer ses sentiments comme valables et non plus « avalables ». Elle et son mari suivirent quelques séances de thérapie de couple. Ils décidèrent d'opérer les changements adéquats et de faire des projets pour un avenir stable... ensemble.

Culpabilité, ou « je suis haïssable. J'en reprendrai bien un peu, s'il vous plaît. Je me sens si mal... Juste un petit peu... Euh, non... Encore, encore ».

Lorsque Andy est venu me voir, ce n'était pas pour perdre du poids mais pour recouvrer la santé. Il m'expliqua qu'il avait un ulcère et devait suivre un régime spécial pour ménager son estomac. Et il ajouta : « Si je perdais quelques kilos, cela ne me ferait pas de mal. »

Andy avait besoin de ce régime. Il traversait une période stressante. Sa femme lui manquait : elle était partie sur la côte Ouest pour voir leur fille mariée. Il se sentait seul. Son fils, dont il était si fier, venait d'abandonner ses études.

Andy eut bientôt le pouvoir de maîtriser sa santé et son stress. Son taux de sucre était stabilisé. Mais dès le début du programme, il craqua. Chaque semaine, son journal dressait la liste de toutes les choses qu'il mangeait le soir, après dîner.

Ces aliments – fruits, cake et milk shake – déséquilibraient complètement sa glycémie. En plus, ils réveillaient la souffrance physique. Son ulcère devint douloureux.

Il ne fallut que quelques séances pour apprendre à identifier et reconnaître sa *tête de lard*. Andy utilisait, lui aussi, la nourriture, pour se distraire des émotions qui se déchaînaient en lui. Mais il allait plus loin. Son sentiment de solitude, depuis l'absence de sa femme, et la culpabilité, due à sa colère et à sa déception à l'égard de son fils, se manifestaient physiquement. En mangeant, il s'infligeait sa propre torture : un ulcère actif.

Peur de la réussite, ou « bien sûr que je veux ce poste. Un menu hamburger à emporter, s'il vous plaît ! ».

Susan était diplômée d'une grande école. Elle était déterminée à travailler pour l'une des plus grosses firmes du pays. Elle monta les échelons un à un et en cinq ans devint vice-présidente. C'est à ce moment qu'elle se mit à manger de plus en plus. Chaque compliment, chaque augmentation la poussait à manger encore davantage. Bientôt, elle se retrouva avec vingt kilos de trop et un sentiment de totale perte de contrôle.

Une fois sa glycémie équilibrée, elle commença à perdre du poids et à vivre réellement ses sentiments – au lieu de les avaler. Elle comprit qu'elle était terrifiée par le succès, par l'agressivité qu'il lui avait fallu pour en arriver là.

Mais outre cette « simple » peur, son comportement cachait une motivation profondément ancrée et sa *tête de lard*, comme chez beaucoup de gens, était beaucoup plus complexe que cela.

La vie est dure, ou « je mérite une compensation... et encore une... ».

L' « esprit de récréation » est un saboteur courant. On arrête de faire des efforts un jour, une semaine ou un mois. Pour beaucoup d'entre nous, les vacances signifient l'absence de barrières et de discipline. Cela veut dire oublier le régime, la bonne glycémie et l'existence même d'une *tête de lard*. J'appelle cela l'esprit de récréation parce que mes patients sont comme les enfants à l'école qui se ruent dehors en criant « enfin libres ! » dès que la cloche sonne : ils se laissent aller durant les mois d'été, pour revenir la tête basse en septembre, comme si c'était la rentrée des classes.

Cet esprit de récréation se manifeste aussi entre l'avent et le jour de l'an. Comme je le dis souvent, Noël commence le premier dimanche de décembre et finit le 1er janvier. Durant cette période, les gens font la fête. Ils organisent des dîners. Ils ne vont pas à l'école et si par hasard ils travaillent, ils ne font pas grand-chose ! Ils se disent : « Après le réveillon, je pourrai... »

Mais n'y a-t-il pas une autre solution ? Ne serait-il pas merveilleux de vivre nos vacances avec toutes nos sensations intactes ? Ne serait-il pas agréable d'apprécier le soleil, un tour au musée ou une promenade en forêt sans la léthargie, la dépression et la morosité de l'hypoglycémie ? Ne serait-il pas formidable de paraître sexy et dynamique durant les fêtes ?

Je ne dis pas que vous ne devez pas vous amuser. Je vous demande simplement de ne pas partir ou aller dans une soirée avec un esprit de récréation. Emportez vos carottes. N'oubliez pas les bases du programme, même si vous prenez davantage d'extra, vous n'aurez pas besoin d'autant de nourriture et vous mangerez moins.

LE BOUTE-EN-TRAIN

Êtes-vous un boute-en-train, prêt à faire la fête jusqu'à tomber de fatigue ? Si oui, vous avez un esprit de récréation, mais seulement pour des événements précis : mariages, communions, anniversaires. Toutes ces occasions signifient manger ce que vous voulez – en quantité suffisante pour être heureux.
Rappelez-vous mes quatre principes de sélection :

1. Votre taux de sucre doit être équilibré.
2. Vous devez choisir des aliments adéquats.
3. Vous devez consommer des choses que vous désirez par-dessus tout.
4. Vous devez manger aussi peu que possible, mais juste assez pour satisfaire vos envies, quelle que soit la quantité que cela implique.

Ça fonctionne – pour la vie quotidienne et pour les fêtes. Prenez cette part de gâteau, ce verre de champagne, ces délicieux canapés. Si vous respectez mes principes de sélection, ce type de *tête de lard* n'a pas une chance de prendre le dessus. Vous êtes armé et dangereux !

Saboteurs complexes

Nous vivons dans le passé. Cela ne signifie pas que nous passons notre existence à rêver de ce qui a été ou à essayer de retrouver la magie de notre jeunesse. Non, vivre dans le passé est davantage une question de schémas, d'actes que nous répétons sans cesse dans l'espoir que, cette fois, cela tourne bien.

Pourvu que ma mère m'aime.

Pourvu que mon père m'approuve.

Pourvu que je sois l'enfant parfait que mes parents voulaient que je sois.

Pourvu que je fasse ce qu'il faut pour me débarrasser de ma colère et de ma culpabilité à l'égard de mes frères et sœurs.

Pourvu que je sois une partenaire pour ma mère – et non sa rivale.

Certaines émotions ou certains besoins inassouvis constituent des saboteurs complexes et, au travers de la nourriture, nous nous manipulons nous-mêmes, inconsciemment, pour recréer des émotions du passé.

Comme un puits sombre et profond, nos besoins deviennent plus denses avec le temps. Nous perdons de vue ce que nous voulions étant enfants. Nous oublions que nous avions besoin de tendresse et de réconfort. Mais nous nous rappelons ce biscuit au chocolat que notre père nous donnait lorsque nous pleurions. Ou ce délicieux repas préparé par maman lorsque nous avions gagné le match. Ou ces messages brouillés oscillant entre approbation et désapprobation : « Je t'ai acheté ton dessert favori. Ne mange pas trop. » Comme Donna et sa mère, nous jouons à un jeu inconscient entre manque et perte, et la nourriture devient le pion que nous déplaçons sur l'échiquier.

DANS LA FAMILLE *TÊTE DE LARD*

Lorsque quelqu'un prononce les mots magiques : « Tu as perdu assez de poids », je le crois sur-le-champ – et je me jette sur le dessert fait maison par une amie. Je commence à manger ce que je veux quand je veux. J'arrête de lire des articles sur les régimes. Après tout, ils ne s'appliquent plus à moi !

La fille et le miroir déformant

La mère et la grand-mère de Lily étaient toutes deux minces, mais Lily pesait plus de cent kilos de trop. Elle avait toujours été grosse. « C'était mon rôle », me confia-t-elle en consultation. Elle avait stabilisé son taux de sucre mais sa *tête de lard* essayait toujours de saboter sa perte de poids, acquise au prix d'efforts considérables. « Mon frère Joe était le savant ; ma sœur Margie était la belle ; moi, j'étais la grosse. » Lily continua de jouer ce personnage pendant son adolescence, une fois adulte, et même lorsqu'elle eut quitté la maison parentale. Après tout, le rôle de « grosse » était le seul qu'elle ait jamais connu et qui lui garantît réconfort et sécurité.

Sa famille s'occupait toujours de son cas : on lui parlait, on la cajolait, on la tannait pour qu'elle maigrisse. « C'était mon identité. Je n'ai pas le souvenir d'avoir entendu mes parents me parler d'autre chose que de mon poids. »

Lily continuait de maigrir. Après avoir identifié les mécanismes et reconnu les manifestations de sa *tête de lard*, elle pouvait les dépasser. Elle changea de coupe de cheveux et les teignit en blond. Elle mit du rouge à lèvres et des vêtements qui montraient sa silhouette – et ne la cachaient plus.

Un week-end, alors qu'elle portait un nouveau chemisier de soie, elle rendit visite à sa mère. Celle-ci admira le vêtement et voulut l'essayer. « Maman, répondit Lily, tu es folle ! Il est bien trop grand pour toi. »

Résultat : impossible de le fermer ! C'est dire si l'identité de « grosse » était ancrée en Lily : elle se voyait encore comme une ronde et imaginait sa mère beaucoup plus mince qu'elle.

J'ai demandé à Lily de se regarder devant un miroir en pied. « Regardez, vous êtes mince, plus mince que votre mère. Mais cela ne veut pas dire que vous avez perdu votre place au sein du noyau familial. Les choses ont simplement changé. Votre rôle n'est plus celui de " grosse ". Vous pouvez rester solidaire – *et* mince ! Cela ne signifie pas que vous ne puissiez pas être une bonne fille et faire partie intégrante de votre famille. »

Avec mon aide et quelques discussions familiales à cœur ouvert, Lily comprit enfin. En se regardant dans le miroir, elle cessa de voir une image déformée.

LE MIROIR BRISÉ

« Un gros vivant dans un corps mince » : ce n'est pas seulement un cliché. Une étude faite à l'université de Pennsylvanie sur des hommes et des femmes au régime a prouvé qu'ils reprenaient toujours du poids parce qu'ils se voyaient encore comme des gros.

À chaque crime son châtiment

La nourriture n'est pas toujours une arme de choix. Quelquefois, elle constitue un châtiment pour des « crimes » imaginaires, qui déclenchent le besoin de manger. Les sabotages complexes impliquent également une part de masochisme. Imaginez la progression suivante :

1. Ma mère me transmet constamment des messages contradictoires.
2. Ces messages provoquent en moi colère et confusion.
3. Cette colère entraîne de la culpabilité.
4. Je suis quelqu'un de détestable.

5. Il faut que je me punisse.
6. Je vais grossir et faire d'une pierre deux coups : avaler ma colère et faire de ma graisse à la fois mon crime et mon bourreau.

Songez-y. Si vous êtes gros, vous avez de *réelles* raisons de vous détester et de déprécier votre vie et vous-même. Vous avez transformé votre sentiment en réalité.

Se défendre

Certes, la nourriture est un ennemi très puissant, mais vous pouvez vous défendre. Prenez l'exemple de Donna. S'il lui était impossible de changer le mode de pensée de sa mère, elle pouvait du moins modifier ses propres réactions. Avant d'aller voir sa mère, elle se préparait mentalement, en se rappelant les mécanismes de sa *tête de lard*.

- Mère = rivale.
- Culpabilité.
- Colère.
- Anciens rôles familiaux

Elle n'en est pas encore au point de pouvoir en rire, mais lorsque sa mère lui fait une réflexion sur son poids, elle parvient à l'ignorer. « Un jour à la fois. C'est mon secret, m'a-t-elle dit. J'essaie de maintenir un taux de sucre équilibré autant que possible. C'est un instrument puissant contre la *tête de lard*. Et moins je succombe, plus je deviens forte. »

Vous aussi, vous pouvez combattre votre *tête de lard*. Commencez par en identifier les mécanismes et en reconnaître les manifestations. Vous pouvez le faire ainsi :

1. Stabilisez votre taux de sucre afin d'être chimiquement prêt à gérer vos émotions et votre mental.
2. Relisez vos commentaires dans votre journal alimentaire.

3. Analysez vos résultats au test sur la *tête de lard*.
4. Demandez-vous ce que vous ressentez vraiment et choisissez la nourriture émotionnelle appropriée.
5. Repensez à des situations récentes. Demandez-vous si vous aviez vraiment envie de cette glace. Essayez de creuser et de découvrir ce qui s'est vraiment passé. Peut-être étiez-vous entre amis et vous ne vouliez pas être « exclu » parce que vous étiez au régime. Peut-être étiez-vous en colère d'être la seule personne ronde – et assez contrarié pour manger. Peut-être aviez-vous passé une mauvaise journée au travail et vous étiez triste ou épuisé.
6. Notez vos pensées dans un cahier que vous consacrerez à votre propre *tête de lard* et que personne n'aura besoin de lire.

Techniques pour identifier et reconnaître la tête de lard *et pour s'en débarrasser*

La prochaine fois que vous serez sur le point de prendre un extra critique, même si votre glycémie est bonne, faites les choses suivantes :

1. Arrêtez-vous un instant.
2. Demandez-vous ce que vous ressentez vraiment.
3. Regardez ce sentiment en face, quel qu'il soit.
4. Repoussez l'échéance tant que vous pouvez.

Repousser une échéance est une stratégie particulièrement efficace contre les *têtes de lard*. Si vous désirez manger une chose dangereuse, ne dites pas « non ». Pensez plutôt : « on verra... dans environ vingt minutes ». Il est plus facile de se dire « pas encore » que « pas du tout ».

Ce délai brise le schéma habituel et vous donne le temps de comprendre ce que vous ressentez vraiment, d'analyser vos motivations et de décider de quoi vous avez vraiment envie.

À ce moment-là, vous vous apercevrez peut-être que la satisfaction proviendra davantage d'une nourriture émotionnelle, comme appeler un ami, que de profiteroles au chocolat. Votre faim affective sera assouvie de manière adéquate.

Parfois, vingt minutes suffisent à dissiper la fringale et à comprendre de quoi vous avez réellement besoin. Mais si vous ressentez encore un appel pressant, passez un accord avec vous-même. Prenez une carotte ou un autre croque-dur. Si ça ne marche pas non plus, prenez un en-cas d'urgence. Enfin, si rien ne fait effet, mangez ce que vous désirez en quantité aussi limitée que possible pour soulager votre pulsion.

Et surtout, détendez-vous. Continuez de vivre ! Chaque expérience est un apprentissage, y compris l'identification et la reconnaissance de votre *tête de lard*. Elle aussi perdra le pouvoir qu'elle a sur vous.

Lorsque vous avez franchi ces deux étapes, vous êtes à même de vous approprier le Programme de cinq jours. Personne ne pourra vous l'enlever. Il est à vous, tout comme votre nouvelle façon de vivre : saine, dynamique et optimiste. Voyons à présent les stratégies concrètes de cette appropriation.

CHAPITRE 6

S'approprier le Programme de cinq jours

Lorsque je me suis fixé 80 kilos comme poids idéal, je me serais contenté de 87 ou 88 kilos. Je n'ai jamais vraiment espéré passer sous la barre des 80 kilos !

Un enseignant de vingt-sept ans.

À présent, je peux écrire cette lettre :

Chère Adele,

Je me sens superbement bien ! J'ai passé cinq jours à stabiliser mon taux de sucre et j'ai une glycémie équilibrée depuis des semaines. J'ai examiné la nature de ma tête de lard *et, sans aucun doute, je suis un « gros bébé en sucre ». En creusant plus profondément, je comprends de plus en plus qui je suis – et les sabotages perpétrés par les autres.*

Mais je suis inquiet. Et maintenant ? Comment faire pour que ce régime soit vraiment le mien ? Comment m'assurer qu'il m'accompagnera partout où j'irai ? Comment le conserver ?

Nerveusement vôtre.

Cher Grand Nerveux,
Lisez ce chapitre et tout ira bien !

QUESTION DE PERSPECTIVE

Je n'accepte pas que mes clients utilisent les mots « bien » et « mal » lorsqu'ils parlent d'eux-mêmes au travers de ce qu'ils ont mangé la semaine passée. Manger ne rend pas une personne bonne ou mauvaise. Si un de mes patients me dit qu'il s'est « mal » conduit, je lui demande : « Avez-vous commis un hold-up ? Dévalisé une vieille dame ? » Ça, c'est mal. Et cela n'a rien à voir avec la nourriture.

S'approprier le régime au travail

Benjamin est le vice-président d'une des plus grosses firmes américaines. Il fonctionne toujours en termes d'objectifs et se montre très brillant dans la résolution des problèmes. Soumettez-lui une question concernant le budget, les relations entre employés, ou le marketing, et il vous répondra sans hésiter. Pourtant, malgré son esprit logique et pragmatique, dès qu'il s'agissait du Programme de cinq jours, il se heurtait au mur de la glycémie. En réunion, il ne prenait pas son croque-dur et ne respectait pas les horaires des repas. Voici ce que je lui ai conseillé de faire pour s'approprier le régime au travail :

- Apportez des carottes ou un autre croque-dur à vos réunions pour être sûr de prendre votre collation dans les deux heures prévues par le programme.
- Conservez discrètement vos croque-durs dans le tiroir de votre bureau. Mangez votre carotte *avant* le début de la réunion.
- Préparez vos collations dans des sacs plastique la veille au soir. Même si vous êtes en retard, vous aurez

le temps de les sortir du réfrigérateur. Collez un mot sur la porte d'entrée pour ne pas les oublier.

- Excusez-vous au cours de la réunion et au lieu d'aller aux toilettes, retournez à votre bureau pour manger votre croque-dur.
- Si vous n'êtes pas habitué à prendre un petit déjeuner, décidez la veille de ce que vous allez manger le lendemain matin. Comme pour le choix des vêtements, cela rend le processus plus facile et plus rapide.
- Emportez vos croque-durs (et doux) avec vous, dans votre attaché-case (emballés dans du plastique, naturellement !).
- Prenez vos collations en chemin, dans le taxi, entre deux rendez-vous, dans votre voiture – bref, aussi souvent que vous avez besoin de manger, du moment que vous prenez aussi vos croque-durs (et doux) réguliers aux heures prévues.
- Faites *vous-même* les projets pour le déjeuner, et choisissez un restaurant où vous pouvez entretenir votre bon taux de sucre : japonais, français, crustacés, peu importe la spécialité pourvu que vous restiez sur le droit chemin.
- Avant d'entrer dans un restaurant pour déjeuner, grignotez une petite quantité de légumes croque-durs au cas où il n'y en aurait pas au menu. Ainsi votre glycémie restera équilibrée et vous ne serez pas tenté.
- Faites sonner votre réveil ou votre montre pour ne pas oublier vos collations.
- Pensez pratique : mini-carottes, bulbes de fenouil et choux-fleurs lavés et prédécoupés, salades mixtes, plats chinois à emporter composés de *tofu* et de légumes à la vapeur.
- Passez votre heure du déjeuner à la salle de gym – ou chez la manucure ou l'esthéticienne. Faites-vous du bien. Vous le méritez !

S'approprier le régime au cours d'une soirée

La meilleure amie d'Ellie lui avait demandé d'être demoiselle d'honneur à son mariage deux mois auparavant. Ellie était aussi ravie et honorée que terrifiée. Comment pourrait-elle rentrer dans une de ces robes du soir ? Elle ne pouvait perdre dix kilos avant la date fatidique ! Aller au mariage était une folie pure : il y aurait un cocktail, des petits fours, une pièce montée. Impossible ! Sa détresse augmentait à mesure qu'approchait le jour J. Voici certaines suggestions que j'ai faites à Ellie pour s'approprier le Programme de cinq jours au mariage – et dans n'importe quelle soirée.

- Laissez tout le monde se servir au buffet avant vous. Au moment où vous y arriverez, il sera bien moins appétissant.
- Regardez *tous* les hors-d'œuvre avant de choisir. Si beaucoup d'entre eux vous paraissent succulents, faites-en votre dîner, ou prenez-en quelques-uns comme extra. Pensez à votre ration quotidienne de protéines et de féculents. Lorsque vous vous asseyez pour dîner à table, rassasiez-vous en mangeant de la salade et des légumes (vous pouvez aussi prendre une petite bouchée de protéines et de féculents si le plat est délicieux. Cela ne vous fera pas de mal et vous apprécierez bien mieux la fête).
- Dites immédiatement : « non », lorsque le serveur s'approche avec un plateau. Il sera bien loin avant que vous ayez le temps de voir ce qu'il y avait dessus.
- Préparez-vous un jus de tomates très épicé. Le piment vous donnera un coup de fouet.
- Appréciez un verre de champagne – après en avoir bu un d'eau gazeuse. Le verre d'eau dans votre main découragera le serveur de vous offrir du champagne. Ainsi, vous entrerez dans le salon sans penser immédiatement : « Oh, une fête ! Donnez-moi une coupe. » Vous contrôlerez la situation et pourrez alors décider

de votre plein gré si vous voulez ou non boire de l'alcool (après tout, vous n'avez que deux mains !).

- Évitez les cocktails sucrés. Pina coladas, Margaritas, Cubalibre ont deux inconvénients majeurs : ils sont pleins de sucre raffiné *et* d'alcool.
- Restez aussi loin que possible du bar et du buffet.
- S'il y a de la musique, dansez !
- Mangez un croque-dur avant de passer la porte, dans votre voiture, dans le taxi ou le bus. Vous vous sentirez rassasié et équilibré.
- Prenez un dîner léger avec beaucoup de légumes et la moitié de votre ration de protéines. Ainsi à la fête, vous pourrez manger deux ou trois portions supplémentaires de protéines, des féculents et des légumes sans sortir du droit chemin.
- Considérez cette fête comme une occasion de vous faire un « plaisir gourmand ». Décidez de ce que vous voulez vraiment manger ou boire et appréciez-le.
- Décidez à l'avance de vous limiter à deux catégories d'aliments que vous adorez. Ainsi vous ne serez pas submergé par l'éventail de nourriture et de boissons. Vous vous dirigerez immédiatement vers le caviar et les champignons à la grecque – et/ou vers les somptueux desserts.
- Portez une tenue qui mette en valeur votre nouvelle silhouette. Et si les compliments vous paraissent davantage une menace qu'un plaisir, considérez que vous venez de découvrir un nouvel aspect de votre *tête de lard* à résoudre.
- Allez à la soirée avec une bonne glycémie. Mangez correctement deux jours *avant* la circonstance. Vous participerez activement à la fête grâce à votre vitalité et votre joie de vivre et vous serez surpris de ne pas être autant attiré par le buffet.
- L'alcool n'est pas particulièrement conseillé. C'est un déclencheur de fringales et, après un ou deux verres, vous ne vous soucierez plus de maintenir votre taux de sucre (jusqu'au lendemain matin, bien sûr !).

- Si vous goûtez un de vos plats favoris, qui paraît succulent mais qui s'avère infect, débarrassez-vous-en immédiatement.
- Si vous allez dans une soirée avec un taux de sucre seulement passable, dirigez-vous immédiatement vers les crudités et grignotez-en (sans les tremper dans la sauce, bien sûr !).

SORTIES, BUFFETS, SOIRÉES
BONS ET MAUVAIS CHOIX

LES BONS CHOIX

Caviar
Saumon fumé
Saumon en gravlaks
Sashimis (poissons crus)
Sushis (poissons crus sur canapé de riz) en petites quantités
Eau minérale
Feuilles de vigne farcies
Salsa avec du pain nature, des crackers ou des Wasa
Dim sun à la vapeur
Lamelles de bœuf ou bouchées de poulet
Crudités (à tremper dans du fromage blanc 0 % assaisonné aux fines herbes)
Crevettes natures
Boisson : si vous ne pouvez pas résister à l'alcool, appréciez un verre de vin blanc pétillant ou de champagne.

LES MOINS BONS CHOIX (MAIS POSSIBLES TOUT DE MÊME)

Les fromages, mais attention aux fromages de chèvre et de brebis, surtout les bleus et les roqueforts très riches en matières grasses.
Dim sun frits et rouleaux de printemps frits
Les alcools forts
Jamais plus de deux verres de vin. Vous réduiriez tous vos efforts à néant.

S'approprier le régime au restaurant

Ces derniers temps, lorsqu'on invitait Jared à sortir pour déjeuner ou dîner, il trouvait toujours une excuse pour refuser. Il commençait à avoir une réputation de trouble-fête ou de radin. En fait, la seule personne que Jared lésait, c'était lui-même. Il suivait le Programme de cinq jours depuis trois mois. Il perdait du poids au rythme régulier d'une ou deux livres par semaine. Mais pour Jared, le mot *régime* était synonyme de *souffrance*. Il devait faire des sacrifices. Il fallait qu'il mange des aliments nature et insipides. Même au moment des extra, il se limitait à un fruit supplémentaire ou une salade exotique. Je lui ai dit qu'il n'était pas obligé d'aller dans un restaurant italien et de commander du poisson bouilli. Il pouvait manger avec plaisir. Voici quelques-uns des conseils que je lui ai donnés :

- Commandez immédiatement une salade verte ou des crudités sans sauce.
- Demandez au garçon d'emporter le pain ou placez la corbeille près de quelqu'un qui ne fait pas de régime.
- Si vous êtes trop tenté, goûtez une bouchée du plat de votre voisin. Si votre taux de sucre est stabilisé, cela vous suffira.
- Profitez de la situation pour vous faire un « plaisir gourmand ».
- Commandez en premier, ainsi vous ne serez pas tenté en entendant le choix des autres.
- Choisissez des fruits frais comme dessert.
- Demandez la sauce de votre salade à part.
- Mangez un croque-dur avant d'aller au restaurant.
- Même si la cuisine japonaise est censée être peu calorique, elle est dangereuse pour votre équilibre glycémique. La soupe Miso est très salée. Les sushis contiennent beaucoup de riz. Choisissez plutôt des sashimis, avec du riz à côté. Ou demandez que l'on vous fasse des sushis avec moins de riz.

- Essayez de prévoir de dîner à une heure raisonnable pour maintenir votre équilibre glycémique. Si vous mangez à vingt et une heures, n'oubliez pas de prendre votre croque-dur.
- Privilégiez des restaurants où choisir votre menu ne relève pas de la mission impossible. Même les meilleurs restaurants français proposent des légumes et des viandes grillées. Si le garçon se trompe dans votre commande, renvoyez le plat sans faire de scandale. Si besoin est, demandez une soupe ou une pomme de terre à l'eau pour ne pas faire attendre vos amis ou collègues. L'incident se dissipera de lui-même.

L'HOMME QUI ADORAIT FAIRE BOMBANCE

L'un de mes patients, un homme élégant d'environ cinquante ans, avait une bonne glycémie depuis des semaines. Lorsque je lui ai demandé s'il avait des situations critiques à affronter dans un avenir proche, il haussa les épaules. « Il y a bien un mariage, mais je ne considère pas cela comme un défi. »

Je l'ai regardé :

« Un mariage, ce n'est pas un défi ?

– Non. »

Nous avons examiné son journal le lendemain du fameux mariage. Il avait pris des crudités et un plat simple. Il n'avait même pas touché aux gâteaux.

J'ai souri. J'étais ravie pour lui, mais aussi un peu inquiète. Était-il trop dur avec lui-même ? Sa *tête de lard* se réveillerait-elle parce qu'il s'était privé ?

Mon client secoua la tête. Son taux de sucre était bon et il n'avait aucune fringale. Il avait volontairement choisi de ne pas manger à ce mariage. Pourquoi ? Parce que cette semaine-là, il fêtait son anniversaire avec un ami qu'il n'avait pas vu depuis des années. Il avait prévu de faire de cette occasion la nuit des « plaisirs gourmands ». Il avait opté pour de la vodka et du caviar (sans crème fraîche). Il avait l'intention d'aller dans son restaurant favori pour

manger et boire tout ce qu'il adorait – et de faire la fête toute la nuit. Alors le mariage de la semaine précédente ne représentait absolument pas une tentation.
Planifier – avec une bonne glycémie – , tel est le secret d'un régime bien assumé !

S'approprier le régime en voyage d'affaires ou d'agrément

Joan attendait les vacances avec impatience. Elle ne suivait le Programme de cinq jours que depuis trois semaines, mais elle se sentait belle et bien dans sa peau. Malgré son taux de sucre équilibré, j'étais inquiète. Elle semblait ne perdre du poids que dans la perspective de son voyage, une croisière dans les Caraïbes. Elle ne voyait pas au-delà du bikini blanc qu'elle s'était acheté. J'avais peur que, sitôt montée à bord et installée dans sa cabine, elle commence à faire la fête. J'étais sûre qu'elle se mettrait sur le mode « esprit de récréation ». Comme une écolière, elle se dirait que le régime, c'est du « travail » et que les grandes vacances, c'est fait pour s'amuser. Voici certains conseils que je lui ai donnés et qui sont valables pour apprécier tant les voyages d'affaires que d'agrément :

- Emballez vos carottes et autres croque-durs dans des sacs plastique, à côté de vos chaussettes.
- Repérez les épiceries biologiques du secteur. Une pita ou une tranche de pain complet et une tranche de jambon de dinde constituent un excellent petit déjeuner.
- N'hésitez pas à vous faire servir en chambre, mais soyez sélectif. Ne commandez pas simplement des crudités. Demandez une assiette composée de deux carottes, six radis et quatre fleurs de chou-fleur.
- Profitez de la salle de gymnastique et de la piscine de l'hôtel. Emportez toujours votre tenue de sport. Avec les textiles actuels, elle ne prendra pas trop de place.

- Si vous voyagez pour le plaisir, évitez l'esprit de récréation. Emballez vos carottes et faites du mieux possible !
- Décidez de faire un extra par jour, de préférence au dîner, après une journée de bonne glycémie. Vous aurez moins tendance à faire des excès trop extravagants.
- Si vous prenez correctement vos petit déjeuner, déjeuner et collations, je vous garantis que vous ne craquerez pas pour le dîner – même si vous vous faites un « plaisir gourmand ».
- Décidez de *maintenir* votre poids, et non d'en prendre ni d'en perdre.
- Considérez une bonne glycémie comme de l'argent sur votre compte. Elle est là ; elle vous procure une sécurité et vous pouvez piocher dans la réserve quand bon vous semble. Il est hors de question de vous priver de pâtes en Italie, de porto au Portugal ou de choucroute en Allemagne. En conservant ou en retrouvant un taux de sucre équilibré, vous réapprovisionnez votre compte et votre épargne reste intacte, ou augmente.

S'approprier le régime chez un ami ou un parent

Leonore avait toujours du mal à dire non – surtout quand il s'agissait de manger. Lorsqu'elle dînait chez des amis, elle se faisait toujours resservir ; elle adorait voir à quel point cela faisait plaisir à ses hôtes. Aux réunions familiales, elle se montrait très libre et très vive, comme toujours. Elle avait une famille nombreuse qui aimait à se rassembler autour d'une table pour manger, boire et rire jusque tard dans la nuit. Elle avait commencé mon programme depuis deux semaines lorsque nous avons abordé le thème de « la nourriture des autres » et de son sentiment à ce sujet. Je l'ai aidée à voir qu'elle pouvait très bien être une agréable convive sans nécessairement reprendre deux fois d'un plat, et qu'elle pouvait jouir de l'amour de sa famille sans manger une deuxième part de gâteau. Voici quelques suggestions que je lui ai faites :

- Si votre ami vous dit tout le mal qu'il s'est donné pendant des heures pour préparer ce dessert, refusez quand même, mais avec amour : « Ce gâteau semble délicieux. C'est tellement agréable d'être ici, ensemble autour de cette table et de savourer ce succulent repas. Quel cuisinier hors pair tu fais ! Je me sens tellement bien que j'ai juste envie d'apprécier le moment et d'attendre encore un peu avant de déguster autre chose. » Lorsque tout le monde aura fini sa part, on aura oublié que vous n'avez pas pris de fraisier.
- Décidez que cette soirée est l'occasion de faire un extra.
- Lorsque votre hôte vous propose de vous resservir, pensez toujours à le complimenter avant de dire que vous avez déjà trop mangé.
- Les membres de votre famille sont souvent les plus sensibles. Si votre tante Ida vous dit qu'elle a préparé votre dessert favori, un gâteau au chocolat nappé de crème anglaise, prenez-la dans vos bras. Dites-lui qu'elle est merveilleuse et que vous en prendrez un morceau plus tard (après tout, ce qu'elle attend d'abord de votre part, c'est de l'amour et de la reconnaissance).
- Si un ami ou un parent vous invite quelques jours à l'avance, demandez ce qu'il y a au menu et proposez de préparer une entrée ou un légume. Cela peut être utile dans le cadre de votre programme.
- Gardez votre régime pour vous et n'en parlez pas trop. Attention aux saboteurs : l'enfer est pavé de bonnes intentions !
- Rappelez-vous que vous ne pouvez pas changer les gens. Mais vous pouvez changer votre façon d'appréhender les situations. Vous n'avez pas à expliquer

pourquoi vous ne reprenez pas d'omelette norvégienne.

S'approprier le régime en vue d'un développement personnel

Lorsque j'ai dit à Marc que manger peu était l'exception et non la règle dans le Programme de cinq jours, il ne m'a pas crue. C'était un architecte qui travaillait la nuit et vivait perdu dans ses projets de construction. Il prenait souvent des en-cas rapides – des cochonneries faciles à déballer et à consommer. Je lui ai promis qu'il perdrait tout désir de manger des barres de chocolat et qu'il opterait de plus en plus pour autre chose. Même s'il prenait une barre chocolatée une fois de temps en temps, il s'en remettrait beaucoup plus vite. Il deviendrait un fervent adepte de la bonne glycémie. Il posséderait les outils, les connaissances et surtout le désir nécessaire pour retrouver ce merveilleux bien-être que procure un taux de sucre équilibré. Trois mois plus tard, Marc grignotait du chou rouge et des carottes la nuit. Il les gardait près de ses stylos, dans des sacs en plastique. Voici certains conseils que je lui ai donnés pour son développement personnel durant cette période :

– Analysez la situation avant de craquer : « Ai-je vraiment faim ? Suis-je en train de subir une pression ? Qu'est-ce que je ressens vraiment ? Ai-je vraiment envie de manger ce chou à la crème ? »
– Trouvez une distraction. Si un éclair au chocolat vous fait de l'œil, allez-y : prenez... le téléphone et appelez un ami. Si vous avez encore envie de ce gâteau après, vous pouvez le manger – mais en quantité juste suffisante pour vous satisfaire.
– Apprenez à vous contrôler. Si vous pouvez aider les autres, pourquoi pas vous-même ? C'est particulièrement difficile pour les femmes qui ont été éduquées pour plaire. Mais se prendre en charge, c'est tellement

revitalisant. Essayez et vous aimerez cela. Commencez par un restaurant. Si le garçon se trompe dans votre commande, renvoyez le plat en cuisine !

- Adaptez le programme à votre personnalité – et ne le rendez pas ennuyeux ! Par exemple :

  Si vous aimez manger du pop-corn au cinéma, allez-y une fois par semaine et accordez-vous cette gâterie.

  Si vous ne pouvez pas vous passer de bananes, essayez de vous limiter à la moitié d'une – de temps en temps. Et ne prenez jamais cette demi-banane le matin ni comme collation.

  Si vous avez besoin de caféine, essayez d'alterner : une fois du café, une fois du décaféiné. Essayez de vous sevrer de la caféine, c'est principalement une question d'habitude. Prenez un décaféiné ou une infusion sans sucre l'après-midi.

- Inversez vos pensées négatives. Voici quelques exemples de formules magiques :

Avoir un taux de sucre équilibré, c'est un choix que j'ai fait.
Je me sens vraiment bien avec une bonne glycémie.
J'ai tellement d'énergie !
Depuis que j'ai maigri, je sors beaucoup plus.
Je n'ai pas honte d'être regardée – par personne.
J'ai totalement confiance en moi.
Cela vaut-il la peine de perdre tout ce bien-être pour un biscuit au chocolat ? Hors de question !

S'approprier le régime en cas de stress

- Pas plus que les gens, vous ne pouvez changer une circonstance stressante, mais vous pouvez changer votre façon de l'appréhender.
- Dites-vous : « Je ne soulagerai pas ma douleur avec de la nourriture – du moins pas à long terme. » Si vous mangez alors que vous êtes stressé, vous aurez deux problèmes : le stress causé par la situation en question

et le stress de vous éloigner du droit chemin... et de déstabiliser votre taux de sucre.

- Si vous êtes au travail ou que vous avez très peu de temps libre, essayez cette méthode rapide de relaxation : asseyez-vous bien droit. Décrochez le téléphone. Fermez les yeux. Prenez une inspiration profonde. Puis une autre. C'est bien. Encore une. Respirez cinq fois en tout et comptez jusqu'à dix à chaque inspiration et à chaque expiration. Voilà ! Je parie que vous vous sentez déjà bien mieux !
- Essayez des techniques de relaxation non alimentaires. Par exemple :

  Méditer.
  Écouter des cassettes de visualisation.
  Se faire masser.
  Se pelotonner au lit avec un bon livre ou devant un bon film.
  Promener le chien.
  Prendre un bain aux huiles essentielles relaxantes.
  Faire de l'exercice : marcher, aller à la gym, faire du vélo.
  Prendre un cours de yoga.
  Écouter une musique douce en fermant les yeux.
  Aller au musée ou s'asseoir au soleil dans un jardin.

MOINS, CE N'EST PAS MIEUX

Attention : ne mangez *jamais* moins que ne le préconise le Programme de cinq jours. Votre objectif est d'être toujours fort, en bonne santé et avec un bon taux de sucre !

Une rechute : un passage essentiel pour s'approprier le Programme de cinq jours

Si vous possédez une maison (ou que vous levez l'hypothèque à temps), personne ne peut vous la prendre. Si vous avez une voiture, elle est à vous. De la même façon, une fois que vous vous êtes approprié ce régime, il vous appartient pour toujours. On ne peut vous le retirer. Le biscuit que vous venez de manger fait partie de votre régime, c'est un extra. Idem pour la salade du chef au déjeuner et les frites au dîner. Vous avez trop mangé : et alors ? Personne ne tient des comptes. Ne vous sentez pas désespéré et impuissant, acceptez ce que vous avez fait, vous avez le droit. Vous pouvez y remédier parce que vous contrôlez la situation. Pensez à vos « plaisirs gourmands » comme autant d'expériences instructives. Votre confiance en sera renforcée lorsque vous retrouverez le droit chemin. N'oubliez pas que vous pouvez ressentir les effets d'un mauvais taux de sucre immédiatement ou deux ou trois jours *après* avoir mangé. Il est possible de ne pas voir les conséquences de ce fabuleux dessert avant quarante-huit heures.

La meilleure solution ? Vous remettre sur les rails. Notez ce que vous avez mangé dans votre journal alimentaire. Faites davantage de gymnastique le lendemain. Revenez aux principes de base – et respectez strictement vos croque-durs et doux. Essayez quelques exercices antistress. Et surtout, ne vous condamnez pas.

Ce serait comme si vous vous jugiez pour votre maison, votre voiture ou votre chien. Ce régime est *à vous* et on ne peut vous le confisquer. Un point c'est tout.

ATTENTION : *TÊTE DE LARD* EN VUE

- J'ai pensé aux brioches de la boulangerie du coin toute la matinée.
- Je ne vois pas ma famille avant vendredi et je suis déjà tendu !
- Je pars en croisière dans deux semaines. Je n'arriverai jamais à suivre le Programme.
- Je travaille beaucoup trop.
- J'ai l'impression de m'être toujours occupé(e) de toute ma famille, et que personne n'a jamais rien fait pour moi !
- Je me sens en manque.
- Je viens de rompre avec mon ami(e).
- J'ai un syndrome prémenstruel très marqué.
- Mon enfant vient de me dire qu'il ne veut pas faire d'études.
- Je suis en colère, mais je ne sais pas pourquoi.

Si l'une de ces affirmations sonne juste, soyez conscient que vous êtes vulnérable. N'oubliez pas de tenir votre journal alimentaire. Conformez-vous aux principes de base. Évitez les situations trop tentantes ou les gens trop difficiles. Ce sentiment se dissipera. Retarder une éventuelle « rechute », ça vaut toujours mieux que de foncer tête baissée. Cela vous remet de bonne humeur et renforce votre confiance en vous. Trouvez une stratégie non alimentaire pour assouvir votre besoin.

Avant de passer au chapitre suivant, j'aimerais ajouter une chose à l'intention de tous les « gourmands sensuels ». Comme moi, vous aimez manger. C'est un véritable bonheur et un aspect important de l'existence. Lorsque mes patients savourent leur plat préféré, je leur demande de me le décrire, de me dire où ils l'ont mangé, ce qu'ils ont ressenti, combien ils l'ont apprécié.

Je vous dis la même chose : faites-vous plaisir.

Simplement, n'oubliez pas vos carottes.

LE PROGRAMME DE CINQ JOURS : PLAN D'ENTRETIEN

Les gens voient souvent la période d'entretien comme un pays merveilleux où leurs objectifs ont été atteints. Mes patients me demandent souvent, un peu ahuris : « En quoi consiste la période d'entretien ? »

La réponse est simple. L'entretien, c'est exactement ce que vous faites actuellement. Le Programme de cinq jours est en fait un apprentissage de l'entretien. C'est un style de vie, une méthode qui vous suit partout et toujours. Une fois que vous vous êtes approprié le Programme, il est à vous.

Lorsque vous avez atteint votre objectif et que vous êtes satisfait de votre poids, il ne vous reste qu'à augmenter la quantité de nourriture absorbée afin de ne pas regrossir.

Continuez à manger « léger ». En d'autres termes, n'abandonnez pas les principes de base de votre régime. Entretien ne signifie pas négligence. Ne reprenez pas vos anciennes habitudes. Essayez de ne pas manger après dîner.

Limitez-vous à deux « plaisirs gourmands » par semaine.

Vous devez prendre vos croque-durs et doux ainsi que vos repas à heures régulières. Mais vous pouvez manger plus. Si vous n'êtes pas dépendant des hydrates de carbone, commencez par les féculents : ajoutez-en un par jour ou, si vous préférez, un fruit. Si vous aimez plutôt les protéines, augmentez-en votre ration journalière de deux ou trois portions. Surtout, n'oubliez pas que c'est l'équilibre de votre taux de sucre qui vous a amené là.

FEMMES

Semaine 1

- Ajoutez un féculent par jour.
- Trois fois par semaine, un jour sur deux (par exemple les lundi, mercredi et vendredi), vous pouvez prendre un sandwich au déjeuner, en remplacement d'un féculent au dîner.
- Ou de la même façon, un jour sur deux, vous pouvez ajouter un troisième fruit en remplacement d'un hydrate de carbone.

- Les jours où vous ne prenez pas de sandwich, vous pouvez manger 2/3 de tasse à thé de riz (au lieu de 1/3) ou une assiette un peu plus grande de soupe aux pois.
- Si vous avez une intolérance aux hydrates de carbone, prenez deux portions de protéines chaque jour, au lieu du féculent.
- Vous pouvez aussi ajouter un peu plus d'huile d'olive dans vos plats, ou de sauce dans vos salades.

Semaine 2

- Si vous n'avez pas repris de poids ou si vous continuez de maigrir, poursuivez le même régime. Et...
- Une ou deux fois par semaine, ajoutez l'un des extra suivants : une petite poignée d'amandes fraîches, une tasse à thé de pop-corn nature ou deux à trois gressins.
- Si vous recommencez à prendre du poids, limitez ces extra à une fois par semaine ou tous les quinze jours.

Semaine 3 et suivantes

- Continuez ce régime et « expédiez la balance » une fois par semaine.
- Si vous maigrissez encore, ajoutez un féculent ou un fruit supplémentaire.
- Si vous avez une intolérance aux hydrates de carbone, ajoutez une protéine, un fruit ou une portion raisonnable de féculents (1/2 tasse) le soir seulement.
- Si vous reprenez du poids, réduisez les extra de la semaine 2.
- Si vous reprenez du poids, supprimez la protéine supplémentaire.
- Si vous reprenez du poids, supprimez le féculent ou le fruit supplémentaire.
- N'oubliez pas l'exercice physique pour permettre à votre métabolisme de brûler toute cette énergie.

HOMMES

Semaine 1

- Ajoutez un féculent tous les deux jours.
- Un jour sur deux (par exemple les lundi, mercredi et vendredi), vous pouvez prendre un fruit supplémentaire.

- Vous pouvez manger deux petits pains à midi, sous forme de sandwich, ou une tasse et demie de féculents au déjeuner ou au dîner.
- Si vous avez une intolérance aux hydrates de carbone, prenez deux portions supplémentaires de protéines chaque jour, au lieu du féculent.
- Vous pouvez aussi ajouter un peu plus d'huile d'olive dans vos plats, ou de sauce dans vos salades.

Semaine 2

- Si vous n'avez pas repris de poids ou si vous continuez de maigrir, poursuivez le même régime. Et...
- Une ou deux fois par semaine, ajouter l'un des extra suivants : une petite poignée d'amandes fraîches, une tasse à thé de popcorn nature ou deux à trois gressins.
- Si vous recommencez à prendre du poids, limitez ces extra à une fois par semaine ou tous les quinze jours.

Semaine 3 et suivantes

- Continuez ce régime et « expédiez la balance » une fois par semaine.
- Si vous maigrissez encore, ajoutez un féculent ou un fruit supplémentaire.
- Si vous avez une intolérance aux hydrates de carbone, ajoutez une protéine, ou un fruit supplémentaire.
- Si vous reprenez du poids, réduisez les extra de la Semaine 2.
- Si vous reprenez du poids, supprimez la protéine supplémentaire.
- Si vous reprenez du poids, supprimez le féculent ou le fruit supplémentaire.
- N'oubliez pas l'exercice physique pour permettre à votre métabolisme de brûler toute cette énergie.

Ces chiffres ne sont pas gravés dans la pierre. Si vous faites de l'exercice, vous pouvez encore maigrir. Dans ce cas, je suggère d'ajouter un autre extra de la semaine 2 jusqu'à la stabilisation de votre poids.
Rappelez-vous : ce programme est le vôtre, c'est votre vie. Tentez des expériences. Vivez ! Goûtez des aliments sains et peu caloriques que vous n'aviez jamais mangé auparavant. Dégustez votre fruit supplémentaire. Prenez différents types de graines ou

une pita fourrée au déjeuner. Trempez votre gressin dans du *tzatsiki*. Assaisonnez votre pomme de terre au four de sauce mexicaine. Bref, ne réfléchissez pas trop. Contentez-vous de vivre : avec un taux de sucre équilibré, votre régime se régulera de lui-même.

LES RÉGIMES À TRAVERS LES SIÈCLES

À l'époque victorienne, les femmes n'avaient pas besoin de refuser les somptueux plats de viandes et de volailles. Elles passaient deux heures avant le dîner à lacer un corset, dont les baleines leur comprimaient la peau, les muscles et les organes internes et pouvaient réduire leur tour de taille de quinze centimètres ! Naturellement, leur foie, leur estomac et leurs poumons étaient écrasés au-delà du supportable et de nombreuses femmes mouraient de la « maladie du corset ».

CHAPITRE 7

Si vous êtes insulino-résistant ou glucido-dépendant, ceci vous concerne

Adele, vous avez changé ma vie. Que dire de plus !

Un directeur des ventes de quarante ans, père de trois enfants.

« Quoi !

Cette fois, mon patient, un célèbre cinéaste, semblait parler devant une caméra, et non plus derrière.

– C'est hors de question !

Il attrapa son attaché-case, son manteau et se dirigea vers la porte de mon cabinet.

– Gregory, lui dis-je calmement assise dans mon fauteuil, les mains croisées sur les genoux, ce n'est pas une affaire de vie ou de mort. »

Nous venions de parler des pâtes ou plutôt de la nécessité d'en manger moins, ce qui est, pour certains, une affaire de vie ou de mort.

En tout cas, ça l'était pour Gregory (et je l'avoue, pour moi aussi à une époque).

« Ce ne sont que des pâtes, Gregory. Et ce n'est pas pour toujours. »

Il soupira et redevint soudain l'homme responsable de trente-six ans, à la robuste charpente d'un mètre quatre-vingts, qu'il était. Il se rassit, en laissant tomber sa veste par terre.

« D'accord, vous avez raison, dit-il en se passant la main dans les cheveux. Pendant une minute, je me suis retrouvé au point de départ, comme à l'époque de la mauvaise glycémie. »

Je souris. Je savais ce qu'il ressentait. Il suivait le Programme de cinq jours depuis six semaines. Les trois premières s'étaient très bien passées : il avait perdu du poids, était rempli d'énergie et n'avait plus de fringales. Il tenait son journal alimentaire et malgré les impératifs de son film en cours, il parvenait à emporter ses carottes et ses pommes sur le tournage.

Malheureusement, la quatrième semaine, Gregory avait cessé de perdre du poids. Il avait maigri de six kilos en tout, mais au cours des derniers quinze jours, rien. Et il voulait encore perdre huit kilos. Il avait encore ce qu'il appelait son ventre « Pepsi ».

Je connaissais ces symptômes. J'avais eu les mêmes. Comme moi, Gregory était dépendant des hydrates de carbone.

Et je venais de lui dire qu'il ne pouvait pas manger de pâtes plus de deux fois par semaine.

LE GROS BÉBÉ EN SUCRE

Je les surnomme affectueusement mes « gros bébés en sucre ». Ces patients sont des adultes intelligents, raffinés et ambitieux, mais qui se comportent comme des enfants de six ans dès que leur « maman » a le dos tourné. Bonbons, chocolats, caramels, pastilles à la menthe, barbe à papa, bref tout ce qui contient du sucre, ils le mangent.

Ces bébés *adorent* le sucre. Et cette caractéristique est prédominante chez les glucido-dépendants (ceux qui ne pensent qu'aux féculents et aux sucreries). Si vous êtes de ceux-là, vous aurez tout le temps envie de sucre. Vos extras, une ou deux fois par semaine, seront immanquablement des desserts. Même si vous avez une bonne glycémie, le gros bébé en sucre vous guette, avec ses tentations. Il vous suffit de regarder un gâteau pour succomber. Le chocolat vous appelle. Les dragées dansent dans votre tête.

Ne vous inquiétez pas. Identifier et reconnaître ce phénomène comme un problème chimique permet de vous préparer. Vous pouvez toujours préférer le dessert au restaurant vendredi soir, au cornet de glace sur le chemin, en rentrant d'une mauvaise journée de travail.

L'insulino-résistance : une réalité pour certains

Le mercredi 8 février 1995, la une du *New York Times* titrait : *Après tout, c'est peut-être vrai : manger des pâtes fait grossir*. Pendant dix ans, on n'avait juré que par les pyramides alimentaires privilégiant les hydrates de carbone et soudain, tout s'écroulait. On revenait à l'époque de Stillman et Atkins : beaucoup de protéines et pas de pain.

Cet article fit ravage dans le pays. Bientôt, tous les journaux américains prévenaient des « dangers » des hydrates de carbone. Même les émissions de télévision les plus populaires s'y mettaient.

C'est ainsi qu'ont été publiés une pléiade de livres sur la glucido-dépendance. Tous les féculents (même les pâtes tricolores, le pain complet, et autres délicieux aliments apparemment sains) devinrent les nouveaux moutons noirs des milieux diététiciens.

Les gens commencèrent à snober les hydrates de carbones, jadis tellement sécurisants et prédominants dans la pyramide alimentaire. Au rayon pâtes des supermarchés, on commençait à voir des toiles d'araignées. Les pains – même les plus croustillants, au blé complet – moisissaient dans leur emballage en plastique. Plus d'attente dans les restaurants italiens ! Bref, le pain et les pâtes faillirent être relégués au passé, aux côtés du beurre, des œufs, du sucre, du whisky, du bœuf et de la nicotine.

En fait, on avait tout faux !

« *Glucides, go home !* » : *enfin la vérité*

Oui, c'est vrai : certaines personnes sont insulino-résistantes ou « glucido-dépendantes ». En réalité, cela signifie que si l'on absorbe des hydrates de carbone, l'insuline ne remplit pas normalement sa fonction, qui est de faciliter la pénétration du glucose dans les cellules. Celles-ci sont résistantes, c'est-à-dire qu'elles ne laissent pas entrer la nourriture. Le corps envoie davantage d'insuline pour essayer d'activer le processus. Résultat : une *surproduction* d'insuline. Or, entre-temps, les cellules du corps ont été rassasiées. L'excès d'insuline n'a nulle part où aller. Le cerveau reçoit alors le message suivant : « Ohé ! Il y a trop d'insuline ! Envoyez les hydrates de carbone ! Encore ! Encore ! (d'où ce paquet entier de biscuits). Nous mourons d'envie. Nous sommes en manque. Nous sommes dépendantes. »

C'est le cercle vicieux : le corps *doit* obtenir les hydrates de carbone qu'il réclame et cette nouvelle consommation entraîne la production de *davantage* d'insuline. Cet excès d'insuline ne peut pas circuler indéfiniment dans le corps. D'autre part, l'excédent de glucose issu de tous les hydrates de carbone ingérés doit être stocké quelque part. C'est ainsi qu'il se transforme en graisse.

Le pire, c'est qu'on n'a pas le choix : on est dépendant ou on ne l'est pas. Comme un fumeur à qui l'on dit d'arrêter la cigarette, le glucido-dépendant se met à paniquer : c'est le « Touche pas à mes pâtes ! » de Gregory.

Malheureusement, un régime ne suffit pas à résoudre le problème. Un insulino-résistant peut essayer de perdre du poids au moyen de la combinaison classique « moins de graisses/plus d'hydrates de carbone », ou même manger hypocalorique le restant de ses jours, et continuer de grossir.

La bonne nouvelle, c'est que ce phénomène chimique n'affecte que 25 % des personnes trop fortes. Cela étant, si c'est votre cas, cette statistique n'est pas d'un grand réconfort.

Être ou ne pas être insulino-résistant

Gregory fait partie de ces 25 %. Moi aussi. Cela représente seulement un quart des Américains souffrant d'un excès de poids. Mais si vous en faites partie, vous aurez du mal à renoncer à vos hydrates de carbone.

Si vous *êtes* dépendant et que votre glycémie est mauvaise, après quarante-huit heures de privation, votre envie de pâtes deviendra réellement intense et vous resterez crispé et misérable pendant encore deux jours, et alors vous craquerez et viderez le paquet de spaghettis.

Le chef d'orchestre biochimique de cet incontrôlable mécanisme ressemble trait pour trait au monstrueux déséquilibre glycémique qui régissait votre organisme avant le Programme de cinq jours.

Alors... comment faire ?

Tu ne mentiras point – à toi-même

Depuis le début, je soupçonnais Gregory d'être glucido-dépendant, compte tenu de sa passion pour les pâtes et le pain, mais je devais m'en assurer. Et la seule façon de le faire, sans examen médical, était d'attendre.

Oui, attendre.

Il faut avoir stabilisé votre taux de sucre avant de poser toute conclusion sur votre tolérance aux hydrates de carbone. Avant les cinq jours de mise en train, votre corps n'est qu'une machine à fringales : gâteaux, pâtes, tout est bon, du moment que ça se *mange*. Une fois votre glycémie équilibrée, vous êtes à même de dire ce que vous aimez *vraiment*. Vous n'êtes plus sous l'emprise de votre mauvais taux de sucre. Vous pouvez alors déterminer clairement et facilement si vous êtes un « pâtes-maniaque » ou non.

ATTENTION TRAVAIL !

Selon un article du *Los Angeles Times*, si vous êtes une femme de plus de quarante ans, évitez les hydrates de carbone avant un entretien professionnel. Ils provoqueront chez vous somnolence et distraction. En revanche, si vous êtes un homme de plus de quarante ans, la même assiette de nouilles vous apportera calme et tranquillité.
Mais si vous êtes glucido-dépendant, ce calme risque de se transformer en léthargie, surtout si vous avez mangé des pâtes à midi !

Adieu les fringales !

Croyez-le ou non : il y a de la vie après les pâtes ! Si vous suivez mon programme spécialement conçu pour les glucido-dépendants, vos fringales disparaîtront. Vous ne vous rendrez plus malade pour des pâtes, du pain ou des croissants. Vous ne serez plus dans la compulsion.

J'entends déjà le dépendant en vous crier : « Jamais ! C'est hors de question ! » Mais calmez-vous. Si votre glycémie est stable et si, pendant cinq jours, vous supprimez les glucides de vos repas, à l'exception du pain au petit déjeuner, vous constaterez une énorme différence. Dès le troisième ou quatrième jour, vous commencerez à vous sentir bien :

- Oubliées les obsessions : vous êtes détaché de la nourriture et plus libre que jamais !

- Finis les ballonnements : grâce à un système digestif assaini, vous ne ressemblez plus à un « Bibendum ».
- Un esprit plus clair et un merveilleux bien-être physique et mental.
- Une étonnante facilité à maigrir : que ce soient vos cuisses, votre ventre, votre visage ou vos fesses, tout votre corps paraît plus mince et plus ferme.
- Un estomac plus plat et moins de troubles digestifs.

C'est bien beau de vous dire tout cela, mais ça n'empêchera pas le dépendant qui sommeille en vous de paniquer. C'est pourquoi je préfère attendre environ trois semaines avant d'envisager le *sevrage des glucides* chez un patient. Comme on l'a vu chez Gregory, l'idée même de retirer le pain de la table relève de l'anathème pour la plupart des insulino-résistants – même avec un taux de sucre équilibré.

Alors la première étape consiste à attendre plusieurs semaines *après* avoir stabilisé votre glycémie.

La deuxième étape ? Répondez au questionnaire suivant et découvrez, une fois pour toutes, si vous êtes glucido-dépendant ou simplement amoureux des pâtes.

QUOI DE NEUF, DOCTEUR ?

Les carottes sont depuis longtemps le légume de prédilection des régimes. Elles sont pleines de vitamines, de minéraux et de fibres. D'ailleurs elles constituent un croque-dur idéal dans mon programme. Mais les carottes ne sont pas toujours aussi inoffensives qu'elles paraissent. Si vous êtes glucido-dépendant vous y êtes peut-être trop réactif. Vous imaginez la suite... fringales : le retour ! Pour le savoir, supprimez les carottes durant quelques jours. Puis mangez-en de nouveau et observez si vos envies reviennent. Chaque personne est unique. Certains insulino-résistants peuvent consommer des carottes, d'autres non. Faites l'essai. Jugez par vous-même.

Êtes-vous insulino-résistant ?

Attention : ne répondez pas à ce test avant d'avoir fait vos cinq jours de mise en train et d'avoir suivi mon régime pendant *au moins* deux ou trois semaines.

Regardez si les affirmations suivantes s'appliquent à vous. Si c'est le cas, vous êtes peut-être glucido-dépendant. Mais je vous en prie, soyez honnête. Vous pourrez toujours manger des pâtes et du pain. Je vous le promets.

1. Pour vous, le paradis ressemble à un plat de pâtes.
2. Si vous craquez, quelle que soit la raison ou la motivation de votre *tête de lard*, vous opterez toujours pour du pain, des céréales, des gâteaux, des biscuits et, naturellement, des pâtes.
3. Vous ne pouvez pas vous contenter d'une seule assiette.
4. Une demi-tasse de pâtes n'est qu'une mise en bouche. Idem pour un croissant, une biscotte ou une tranche de pain complet.
5. Après avoir mangé des glucides, vous vous sentez gonflé et ballonné.
6. Après une orgie de féculents, vous prenez vite du poids.
7. Votre poids est sujet à des fluctuations spectaculaires. Vous êtes le « yoyo » des régimes amaigrissants par excellence.
8. Même si vous avez perdu une ou deux livres par semaine le mois dernier, vous avez atteint un palier : vous n'arrivez plus à maigrir.
9. Vous avez le sentiment de ressembler davantage au « bonhomme Michelin » qu'à Claudia Schiffer.
10. Vous avez *besoin* d'une banane tous les jours.
11. Vous ne pouvez vous passer de votre jus d'orange du matin.
12. Si un collègue va à la boulangerie du coin et pro-

pose de vous acheter un pain au chocolat, vous ne refusez jamais.

13. La première chose que vous regardez sur un menu, ce sont les desserts.
14. Au travail, vous savez exactement dans quels bureaux trouver des bonbons.
15. Vous avez besoin de votre « dose » de barre chocolatée – tous les après-midi.
16. Vous aimez sortir prendre un verre tous les soirs.
17. S'il y a une corbeille de pain sur la table, vous en grignotez sans y penser.
18. Vous prenez des féculents à chaque repas.
19. Vous ne pouvez pas boire un verre de vin sans manger quelque chose – des cacahuètes, des chips ou n'importe quoi !
20. Un dessert, c'est du sucre et du chocolat. Vous ne vous êtes jamais fait à l'idée de prendre un fruit frais.

Si vous avez répondu un *oui passionné* à certaines de ces questions, vous pourriez bien être dépendant des hydrates de carbone. Mais ne désespérez pas. Je connais une méthode très simple pour adapter mon régime à vos besoins spécifiques – sans sacrifier les féculents que vous adorez. Je l'ai baptisée...

Se sevrer des glucides

Gregory soupira et s'enfonça dans son fauteuil.

« D'accord, je suis glucido-dépendant. Je ne peux pas me passer de féculents. Mais je veux quand même maigrir. Que dois-je faire ?

Je souris.

– Je vous ai promis que mon programme s'intégrerait dans votre vie, qu'il vous appartiendrait, non ? »

Il acquiesça. Son esprit s'était figé sur ses pâtes et il me regardait d'un air de dire : « Venez-en au fait ! »

Bon d'accord, je m'exécute. Voici donc les règles à suivre pour *vous sevrer des glucides*. Elles sont faciles et indolores – une fois que votre glycémie est stabilisée.

1. *Continuez de manger du pain au petit déjeuner.* Vous avez besoin de féculents le matin pour maintenir votre taux de sucre. Mais cela signifie littéralement du pain. Pas de croissant. Pas de céréales. Du pain. (Gregory bondit : il ne pouvait plus manger de croissants, sauf en tant qu'extra. Mais en y réfléchissant, du pain de campagne, ce n'est pas si mauvais.)
2. *Renoncez au pain pour le déjeuner.* (Gregory haussa les épaules : il était facile de demander au garçon d'enlever la corbeille. Il pouvait se rabattre sur des légumes et des crevettes.)
3. *Limitez votre consommation d'hydrates de carbone au dîner, un jour sur deux – et évitez les pâtes et autres féculents très hyperglycémiants, tels que les pop-corn, les viennoiseries, la baguette et le pain blanc en général. Votre taux de sucre restera équilibré si vous absorbez des hydrates de carbone moins réactifs, tels que le potiron ou le riz complet.* (Cette fois, je l'admets, Gregory commença sérieusement à se ronger les ongles. Je lui ai cité le riz, les pommes de terre, le couscous, les lentilles et même le pain complet avec un peu de beurre. Il s'est alors calmé et détendu dans son fauteuil.)
4. *Choisissez vos extra hebdomadaires dans les protéines ou les aliments plus riches en matières grasses. Essayez d'éviter, autant que possible, les produits critiques pour tout amoureux d'hydrates de carbone, à savoir les pâtes, l'alcool, les céréales, les gâteaux ou les biscuits. Choisissez plutôt de délicieuses côtes d'agneau avec une pomme au four et une salade, ou un succulent cocktail de crevettes, un canard laqué, un pot-au-feu ou même des* tacos *et un* chili con carne. (Cela a semblé plaire à Gregory. Il a eu un regard lointain et j'ai compris qu'il était prêt à renoncer à son croissant.)

5. *Respectez ce programme durant une semaine, pour stabiliser votre système. Vous vous sentirez alors incroyablement bien, avec plus d'énergie et de maîtrise intérieure. Votre corps entier paraîtra plus mince et plus ferme. Soudain, les pâtes ne sembleront plus avoir d'importance.* (Gregory se surprit à se palper le visage, le menton, les pommettes. « Quand j'étais plus jeune, m'avoua-t-il, on disait que je ressemblais à James Dean. » James Dean ou Spaghetti Carbonara, il faut choisir !)
6. *Une fois que votre nouveau programme de* sevrage des glucides *est stabilisé, vous pouvez reprendre des pâtes – une fois tous les trois jours.* Mais rappelez-vous qu'il vaut toujours mieux choisir un hydrate de carbone moins réactif : légumes, céréales complètes, fruits. Il est également préférable de manger des hydrates de carbone en fin d'après-midi. Un fruit avant le dîner peut faire disparaître votre envie de pâtes, même si votre dernière assiettée remonte à trois jours. (Oui, Gregory, vous pouvez prendre votre croissant, comme extra hebdomadaire – même s'il vous faudra plus de temps pour rééquilibrer votre glycémie.)
7. *Si vous avez encore une envie compulsive de glucides, même après trois jours, mangez une pomme supplémentaire.* Vous aurez pris votre croque-dur et serez en bonne voie vers l'équilibre glycémique. Les pommes contiennent des hydrates de carbone à la fois simples et complexes et peuvent contribuer à assouvir votre besoin – ou bien à l'amplifier. Faites l'essai pour voir votre réaction.
8. *Un homme averti en vaut deux. N'oubliez pas de tenir votre journal alimentaire. Notez minutieusement vos sentiments et vos sensations, vos fluctuations d'humeur et d'énergie – c'est un point crucial du* sevrage des glucides. *Si besoin est, réduisez encore votre consommation de pâtes à une fois tous les quatre jours. Ou considérez-les comme des extra.*

Tout dépend de votre sensibilité aux hydrates de carbone – et vous ne pouvez l'évaluer qu'en tenant un journal méticuleux. (Gregory sortit son journal alimentaire de son attaché-case et écrivit : « Aujourd'hui, j'ai commencé mon *sevrage des glucides*. Je suis prêt à devenir un vrai James Dean – sans cigarette. »)

FROMAGE, VOUS AVEZ DIT FROMAGE ?

Le saviez-vous ? Les laitages et les fromages contiennent du lactose, qui est un hydrate de carbone. Si vous êtes insulino-résistant, essayez de limiter votre consommation de fromage (et de céréales au lait, naturellement). Prenez du fromage de soja, du thon ou de la dinde à la place. Au petit déjeuner, ajoutez une tranche de pain complet.

Se sevrer des glucides : suite

Malheureusement (ou heureusement pour ceux qui adorent les hydrates de carbone), *se sevrer des glucides*, ce n'est pas comme arrêter de fumer. On ne peut pas purement et simplement les supprimer de son alimentation. En premier lieu, on a besoin de pain le matin pour stabiliser son taux de sucre. Deuxièmement, les hydrates de carbone contiennent d'importantes substances nutritives, indispensables à l'organisme.

Alors le mieux, c'est de se limiter aux hydrates de carbone les moins réactifs, à savoir les graines et les légumes féculents et d'essayer de les consommer le soir, au lieu de les répartir au long de la journée. De cette manière, votre corps ne réclamera pas constamment son insuline, qui ne fait qu'entretenir les fringales.

JE NE PEUX PAS VIVRE SANS PAIN

Vous avez déjà entendu cette phrase et c'est une réalité pour les glucido-dépendants – du moins dans certains cas. Voici quelques conseils pour vous aider :

- Maintenez un bon taux de sucre. Vous êtes plus sensible aux fluctuations glycémiques que les non-dépendants. Tout déséquilibre de votre glycémie provoquera des effets deux fois plus intenses. Tout (sauf peut-être les choux de Bruxelles) provoquera en vous des envies frénétiques.
- Éloignez de vous la corbeille à pain – tout de suite.
- Commandez immédiatement une salade. Vous pourrez la grignoter pendant que les autres mangent du pain.
- N'achetez pas de pâtes, de céréales ni de fruits trop sucrés lorsque vous faites les courses.
- Une fois de temps en temps, préparez-vous du riz exotique, des haricots et des lentilles pour le dîner. Peut-être découvrirez-vous que vous aimez ça !
- Dans l'avion, buvez de l'eau, croquez vos carottes, et demandez à l'hôtesse de remporter ce pain ou ce gâteau immédiatement.
- Si vous dînez chez un parent ou un ami, reprenez des protéines et des légumes. Personne ne remarquera que vous n'avez pas touché aux féculents. Dans le cas contraire, répondez : « Tout est délicieux mais je n'en peux vraiment plus, merci. » Une marque d'affection est également toujours la bienvenue.

Ne négligez pas le fait que ce régime vous appartient. Faites des expériences. Certaines personnes sont plus sensibles aux hydrates de carbone que d'autres. Peut-être pouvez-vous manger un morceau de baguette tous les trois jours sans que cela ne vous pose de problème, à moins que cela ne provoque, chez vous, une nouvelle razzia sur la boîte de céréales. *Se sevrer des glucides* implique de faire des essais et des erreurs. Identifiez les hydrates de carbone que vous pouvez tolérer – et à quels moments – et adaptez votre régime en fonction.

Si vous êtes glucido-dépendant, je sais que cela peut vous paraître dur. Alors voici une pensée qui vous soulagera peut-être : vous n'avez pas juré de vous restreindre pour toujours. Pourquoi le feriez-vous ? Vous ne connaissez pas encore le bien-être que procure le *sevrage des glucides* pour ceux qui en sont dépendants.

Vous rappelez-vous comment vous vous sentiez avant les cinq jours de mise en train ?

Et vous rappelez-vous le changement incroyable que vous avez constaté à l'issue de ces cinq jours ?

Je fais cette promesse à tous mes compagnons glucido-dépendants : si vous suivez précisément ma méthode de *sevrage* pendant trois ou cinq jours, vous n'aurez plus envie de pâtes d'une façon aussi impérieuse et désespérée qu'avant.

Tout se résume à ce chapitre. Pas besoin d'un livre entier sur le sujet. Je ne vous ai pas dit que les pâtes étaient mauvaises – ou que vous ne pourriez jamais plus manger de pain de votre vie.

Les recherches concernant la glucido-dépendance sont en pleine évolution. Il s'agit d'une théorie relativement nouvelle et on ne sait pas tout des hydrates de carbone ni de l'insulino-résistance. Mais je peux vous dire une chose : il est certes difficile de *se sevrer des glucides*, mais si vous êtes dépendant, le jeu en vaut la chandelle. Vous vous sentirez bien mieux dans votre corps et dans votre esprit.

Allez savoir, la Révolution française aurait peut-être eu une autre issue si les révolutionnaires avaient seulement compris qu'ils avaient droit à leur part de gâteau !

Ah, au fait ! trois mois se sont écoulés et je continue de voir Gregory. Personnellement, je trouve qu'il ressemble plutôt à Brad Pitt en ce moment. Et cela fait des semaines qu'il n'a pas prononcé le mot P...

CHAPITRE 8

Bougez-vous

Cela signifie bien davantage que de faire l'exercice et brûler des calories. Lorsque je fais de la marche à une bonne allure, c'est comme une nourriture de l'âme.

Un professeur de maths de vingt-neuf ans.

Cette idée nous est tellement familière qu'elle pourrait en devenir un mantra : gym et régime, gym et régime, gym et régime. Comme chacun sait, tout cliché comporte sa part de vérité. En fait, l'exercice physique est crucial dans *toute* méthode d'amaigrissement.

Le Programme de cinq jours ne fait pas exception à la règle.

– Je n'ai pas pensé à faire de l'exercice durant les cinq jours de mise en train. Si vous aviez prononcé les mots *marche* ou *gym*, je me serais enfui. Maintenant, je suis impatient d'enfiler mes chaussures de sport.

– C'est curieux, mais le fait d'avoir un bon taux de sucre me donne vraiment envie de me bouger. Moi qui suis le pantouflard par excellence !

– Avant d'avoir une glycémie équilibrée, mon principal sport était d'aller au réfrigérateur et d'en revenir.

Aujourd'hui, je fais mes courses à pied. Je prends les escaliers. Je marche jusque chez un ami. Rien ne m'arrête !

– Votre régime est super. Mais j'avais besoin de faire de l'exercice pour tonifier mon métabolisme. À présent, je me sens vraiment vivant.

– Toute cette énergie, il faut bien que je la dépense ! Pourquoi pas sur un escalier électronique ?

Ces phrases, je les ai entendues de patients de tous âges, toutes origines et tous niveaux sociaux. Ils savent comme moi que l'exercice physique fait partie intégrante du Programme de cinq jours. Il a pour effet de :

- Déclencher votre métabolisme.
- Brûler des calories, même après votre séance de gym.
- Maintenir une perte de poids constante.
- Ralentir l'ostéoporose.
- Réduire le stress.
- Tonifier vos muscles.
- Augmenter le bon cholestérol (H.D.L.), indispensable à un cœur sain et fort.
- Vous apporter un bien-être physique et moral.

Alors, si c'est tellement important, pourquoi l'aborder si tard dans ce livre ?

NI BEAU, NI BON !

En 1992, une étude faite sur quinze ans auprès de plus de 110 000 infirmières a permis d'établir avec certitude un lien entre l'obésité et les maladies coronariennes. Des recherches plus récentes, selon le *New York Times*, ont démontré que même un excès de poids modéré chez les femmes augmentait le risque de troubles cardiaques. Il y a quelques années, les « rondeurs de la quarantaine » étaient considérées comme normales. Plus maintenant. Les femmes qui prennent plus de sept à huit kilos après dix-

huit ans doublent pratiquement leur risque de maladie cardio-vasculaire.
Cela ne veut pas dire que nous devons toutes ressembler à Kate Moss. Mais gym et régime sont plus importants que jamais. Et quoi de plus facile pour éviter de grossir que de supprimer les fringales – grâce au Programme de cinq jours.

Une activité de choix

Non, mon approche ne manque ni d'organisation ni de profondeur. Je ne parle pas d'exercice physique au tout début, de la même façon que j'attends avant d'aborder le *sevrage des féculents* avec un « pâtes-maniaque ». Si je vous expliquais mon programme de gym en même temps que celui de mise en train, vous sortiriez de mon cabinet en courant... pour ne jamais revenir.

Je ne veux pas que vous vous sentiez submergé. Une fois que vous aurez suivi le Programme de cinq jours pendant plusieurs semaines, vous serez rechargé, enthousiaste, prêt à conquérir le monde. C'est *alors* que je vous parlerai de gym. Je vous suggère au début de passer deux ou trois jours à faire quelque chose que vous adorez (tout comme les « plaisirs gourmands », les « plaisirs corporels » vous permettent de rester sur les rails). Progressivement, nous mettons au point un programme physique, étalé sur quatre ou cinq jours et composé d'exercices d'endurance et de musculation – et aucun de mes patients n'a encore rechigné à le suivre.

« Le golf est le sport le plus agréable à pratiquer – tout habillé. »

Chi Chi Rodriguez

Nourriture de l'âme

Joseph avait été un adolescent et un jeune adulte très actif. Il était le meilleur lanceur de base-ball de son école et le capitaine de l'équipe de basket de son lycée. Même en faculté de droit, alors qu'il étudiait vingt-quatre heures sur vingt-quatre, il s'arrangeait toujours pour prévoir une séance de gym à la salle de l'université, avant ou après ses cours.

Pourtant, tout changea lorsqu'il commença à travailler dans un important cabinet juridique de San Diego. Peut-être était-ce la pression du travail, le besoin de bien faire et de toujours rester le meilleur. Peut-être était-ce le syndrome « Bienvenue dans le monde réel » : brusquement, Joseph comprenait que sa vie commençait pour de vrai – et qu'il valait mieux réussir. Peut-être était-ce sa façon de vivre : petits déjeuners de travail, déjeuners d'affaires et dîners avec les collègues – et, pour décompresser, deux ou trois verres, le menu tout entier, sans se soucier de la quantité de graisse ou de sucre.

Pour moi, il s'agissait d'un mélange de ces trois facteurs. Quoi qu'il en soit, Joseph avait pris dix-sept kilos et avait totalement cessé toute activité physique.

Il m'a appelée pour programmer une première consultation, au cours de son prochain voyage à New York, et nous avons un peu bavardé au téléphone. Je n'ai pas parlé du régime. Je lui ai simplement dit de tenir un journal alimentaire durant les deux semaines précédant notre rendez-vous. Je lui ai également fait quelques suggestions mineures concernant son manque d'exercice : prendre les escaliers au lieu de l'ascenseur ou faire une longue promenade avec son chien en rentrant du travail. Je lui ai conseillé de prendre rendez-vous avec lui-même et de prévoir une séance de gym, disons le lundi après la réunion de seize heures, ne serait-ce qu'une fois dans la semaine, c'est tout. Nous nous occuperions des autres jours après.

Trois semaines plus tard, je recevais Joseph et je lui

expliquais le Programme de cinq jours. Une fois remis de son étonnement quant à l'efficacité, la simplicité et la logique du régime, il sourit.

« Il y a autre chose, Adele, me dit-il.

– Quoi ?

– J'ai constitué une équipe de base-ball au sein de mon cabinet.

J'ai failli sauter de ma chaise et j'ai applaudi de joie.

– Super ! Comment est-ce arrivé ?

– J'ai suivi votre suggestion de promener mon chien, m'expliqua-t-il. De toute façon, je me sentais coupable de ne pas passer assez de temps avec lui. C'est un grand chien d'arrêt et il a besoin de beaucoup se dépenser. Nous avons commencé notre tour et j'ai vu un groupe d'hommes qui jouaient au base-ball dans le parc. Je me suis arrêté pour les regarder.

Il but une gorgée d'eau dans la bouteille qu'il avait apportée.

– Au bout d'environ dix minutes, l'un des joueurs m'a proposé de me joindre à eux. J'ai refusé, mais je l'ai remercié. J'ai regardé le match entier et je me suis rappelé mon enfance, à l'époque où je jouais. Soudain je n'avais plus qu'une envie : aller sur le terrain. L'exercice n'avait rien à voir là-dedans. C'était presque une expérience spirituelle. Vous comprenez ce que je veux dire ?

– Bien sûr. Moi aussi, je suis passée par là, acquiesçai-je.

– Eh bien, continua-t-il, une chose en entraînant une autre, j'ai commencé à parler aux gars après le match. J'ai découvert qu'ils travaillaient tous pour des cabinets juridiques concurrents. C'est ainsi que l'idée m'est venue : pourquoi pas nous ? »

À présent, Joseph joue au base-ball deux fois par semaine, non pas parce que c'est bon pour sa santé, mais parce qu'il adore ça (il n'empêche que cela ne lui fait pas de mal non plus !).

L'ÉTUDE DE FRAMINGHAM

Il y a vingt-cinq ans, des chercheurs ont entrepris une étude longitudinale sur cinq mille hommes et femmes de Framingham (Massachusetts), pour identifier les facteurs de risque cardiovasculaire. Ils ont découvert que ce type de pathologie était principalement provoqué par de mauvaises habitudes, par certains choix de vie que l'on peut changer, parmi lesquels :

1. Forte pression artérielle (hypertension).
2. Excès de mauvais cholestérol (L.D.L.).
3. Tabagisme.
4. Style de vie sédentaire.
5. Stress.
6. Obésité.
7. Diabète.
8. Contexte familial.

L'hérédité joue un rôle dans ce type de symptômes. L'environnement aussi. Prendre de mauvaises habitudes dès le plus jeune âge peut contribuer à développer ces facteurs de risque qui, notons-le, sont tous liés à l'excès de poids.

La morale de cette histoire est essentielle et résume assez bien la philosophie du Programme de cinq jours. En fait, c'est le premier principe de ce que j'ai baptisé le Programme physique de cinq étapes.

Étape 1 : même si nous connaissons les bienfaits de l'exercice, nous ne tiendrons pas sur le long terme, à moins d'y prendre plaisir

Sans même s'en apercevoir, Joseph avait repris une activité qu'il avait adorée dans son enfance : le base-ball. Pensez-y. Lorsqu'on est enfant, on est une « boule d'énergie ». On a envie et besoin d'utiliser ces muscles, cette vitalité, cette curiosité. Et rien n'assouvit mieux ce désir que le jeu : chat perché, la corde à sauter, le football ou même crier à gorge déployée en courant dans tous les sens.

En vieillissant, nous oublions que l'exercice physique était un plaisir. Soudain, cela devient une chose *obligatoire* pour rester en bonne santé. Nous *devons* trouver le temps. Comment s'étonner que ce soit si difficile ?

Pour moi, l'exercice, c'est la nourriture de l'âme. Le mouvement inspire. Que votre passion soit la danse, le patin à roulettes ou, comme Joseph, le base-ball, lorsque vous pratiquez une activité que vous aimez, ce n'est pas seulement sain pour votre corps, mais aussi pour votre esprit.

Donc la première étape de votre programme physique est de trouver quelque chose que vous aimez faire. Comme les extra, que vous mangez une ou deux fois par semaine, vous devez choisir cette activité (ou ces activités) dans un esprit de plaisir (sans oublier de demander l'avis de votre médecin traitant avant de commencer).

Voici quelques suggestions :

La marche

C'est une excellente façon de se mettre en train. Tout le monde peut le faire, à tout âge. En fait, une étude auprès de femmes actives et inactives, entre soixante-dix et soixante-dix-neuf ans d'une part, et entre dix-neuf et vingt ans d'autre part, a prouvé que les femmes actives plus âgées ont davantage en commun avec les jeunes de vingt ans qu'avec leurs homologues inactives. Ce sont toutes des marcheuses et elles ressemblent à de jeunes adultes en termes d'équilibre, de force et de souplesse.

La marche est également très bénéfique contre le stress. Un sondage, effectué auprès de 1 700 médecins de famille par le magazine *The Physician and SportsMedicine*, a montré que 80 % des praticiens prescrivent l'exercice physique contre la dépression, et 60 % contre l'anxiété. L'activité la plus conseillée ? Pour 90 %, la marche.

La meilleure façon de commencer est de lacer vos chaussures de sport, d'enfiler des vêtements confortables et adaptés au temps et de mettre un pied devant l'autre. C'est tout. Certains aiment écouter un Walkman car cela les stimule et leur permet d'allonger leur parcours. D'autres accompagnent leur marche d'une musique rythmée, pour maintenir une cadence régulière et soutenue. D'autres encore préfèrent les bruits de la nature, les oiseaux dans les arbres, le vent dans les feuilles, les rires et murmures des gens. Ce calme les aide à résoudre des problèmes personnels ou professionnels.

Les tapis de marche, escalier électronique, vélo d'appartement et autres appareils

Il pleut, il fait un froid de canard, ou il est très tard dans la nuit. Bref, vous ne pouvez pas sortir tout seul faire votre jogging ou votre marche habituelle. Les appareils sont pratiques, utilisables à n'importe quelle heure et dans n'importe quelle tenue.

La plupart indiquent la durée de votre entraînement, le niveau d'effort et le nombre de calories brûlées. Ils sont particulièrement utiles à ceux qui ont du mal à intégrer le sport dans leur vie. On peut regarder la télévision, tout en faisant sa gym. On peut lire un projet professionnel, tout en faisant sa gym. Seul inconvénient : un bon appareil peut être onéreux. Mais si vous vous en servez régulièrement et avec plaisir, cela vaut la peine d'en payer le prix.

COMBINAISON GAGNANTE

Il y a près de vingt ans, les scientifiques et les chercheurs savaient déjà que la combinaison « gym et régime » était la plus efficace. Une étude faite en 1979 montrait les faits suivants : ceux qui ne faisaient que le régime perdaient trois kilos et demi, ceux qui ne faisaient que la gym perdaient trois kilos, mais ceux qui

avaient la chance de faire les deux perdaient en tout six kilos et demi.
Qui plus est, au bout de deux mois, ceux du groupe gym-et-régime étaient les seuls à continuer de maigrir. Même constat six mois plus tard. Seule la combinaison gym-et-régime faisait disparaître les kilos superflus une fois pour toutes.

Les vidéos d'entraînement

Elles relèvent de la même catégorie que les appareils, mais présentent deux différences majeures : a) vous ne pouvez pas regarder autre chose à la télé en faisant votre gym, et b) vous voyez des gens très séduisants en pleine activité (les hommes sont les plus avantagés dans ce domaine, avec Cindy Crawford et autres sex-symbols ; en France, les femmes attendent encore leur entraîneur de charme !). Ces vidéos peuvent être amusantes et constituent une bonne alternative si vous n'avez pas envie de sortir et de marcher. Surtout si vous aimez l'aérobic et les musiques rythmées. Mais choisissez une méthode adaptée à votre niveau : débutant, intermédiaire ou avancé. Louez avant d'acheter. La vidéo dont vous rêvez pourrait s'avérer trop difficile. Vous seriez alors comme Hannibal, le grand chef guerrier de l'Antiquité, qui voulait escalader une montagne avec un équipage d'éléphants.

Le vélo

Même si le vélo ne permet pas de muscler ses bras autant que la marche, le jogging et l'aérobic, rien n'est plus grisant que de traverser un parc à toute allure et de sentir le vent siffler dans nos oreilles. En outre, la bicyclette est aussi un moyen de transport qui vous permet de vous rendre d'un lieu à un autre : vous faites donc d'une pierre deux coups. Cela étant, *n'oubliez pas de porter un casque.*

Je déconseille la bicyclette à ceux qui ont plus de vingt kilos à perdre, à moins de se limiter aux routes droites et plates. Cela peut être trop fatigant pour votre corps. Attendez d'avoir trois à cinq kilos de moins. Jusque-là, la marche est la meilleure solution.

La natation

Voici une bonne alternative à la marche, surtout si vous êtes abonné à un club ou si on est en plein milieu de l'été. La nage provoque moins de tensions dans votre corps et soulage celles de votre esprit. En outre, vous pouvez la pratiquer longtemps sans risque. Cependant, la natation présente aussi des inconvénients. Certaines études ont démontré qu'il fallait vraiment nager comme un sportif olympique pour brûler des calories – ce qui est rarement le cas. Pourquoi ? Parce que dans l'eau, notre corps envoie le message suivant au cerveau : « Évite-moi de prendre froid. » Le cerveau obéit en ralentissant le métabolisme, pour vous tenir au chaud plus longtemps.

Parmi les autres formes d'exercice, citons le ski de fond ou alpin, le patin à roulettes, le *lowimpact,* la danse. Vous pouvez aussi simplement « vous lâcher » dans votre salon, au rythme d'une musique de votre choix.

Cela étant, l'exercice physique de votre choix ne doit pas seulement vous faire plaisir, il doit aussi correspondre à vos aptitudes. Apprenez à connaître vos limites. Si vous êtes resté longtemps inactif, commencez doucement par la marche ou la natation. Si vous avez besoin de perdre plus de vingt-cinq kilos, utilisez le tapis de marche au niveau débutant, en augmentant le temps et l'inclinaison à mesure que vous maigrissez et récupérez votre forme.

Ce qui nous amène au deuxième principe de mon Programme physique :

Étape 2 :
pensez petit

Lorsque Joseph a décidé de se remettre au base-ball, il ne s'est pas donné pour but d'intégrer l'équipe des Yankees. Il a commencé doucement en se rendant au parc une fois par semaine pour retrouver les muscles et l'esprit de son enfance. Progressivement, il a augmenté la fréquence à deux puis trois fois par semaine, en alternant avec des séances de rameur et de tapis de marche. Mais cela ne s'est pas fait en une semaine. Il lui a fallu plusieurs mois pour trouver le programme physique qui lui convenait, c'est-à-dire qui ne serait pas au-dessus de ses forces, qu'il pourrait apprécier et continuer à suivre régulièrement et dont il ne sortirait pas sur une civière.

Joseph a commencé petit, et a pu augmenter ses activités à mesure qu'il se sentait plus en forme. Je vous suggère de faire de même : avancez pas à pas.

Rosemary, quant à elle, venait de perdre ses cinq premiers kilos et elle était tellement heureuse de se sentir bien et mince, qu'elle s'inscrivit immédiatement à un cours de danse moderne dès la troisième semaine de son Programme de cinq jours. Formidable – sauf qu'elle n'avait pas fait de danse depuis quinze ans.

Néanmoins, je dois lui concéder une chose : la plupart de mes patients me disent qu'ils ne peuvent pas aller dans une salle de gym avant d'avoir perdu du poids et d'être « présentables ». Généralement je leur explique que personne ne les regarde, mais je respecte leur choix et j'attends un peu avant d'aborder le sujet à nouveau. Rosemary, quant à elle, ne se souciait pas de l'opinion des autres. Son absence de gêne était étonnante : elle adorait danser et était déterminée à le faire.

La voilà donc en justaucorps, entourée de danseurs chevronnés. Malheureusement, le corps ne compense pas les erreurs de jugement. Rosemary s'imaginait encore souple et légère, comme à vingt ans, capable d'exécuter sans effort des pirouettes et des entrechats. C'est ainsi que, transportée par le rythme entraînant des percussions, elle fit un vol plané à travers la salle et atterrit sur la cheville.

Aïe ! Rosemary dut attendre plusieurs semaines avant de reprendre une forme quelconque d'exercice physique et son enthousiasme était sérieusement entamé. Durant plusieurs séances, nous avons parlé de ce qui s'était passé au cours de danse et tenté de trouver des activités plus adaptées à sa condition.

Personne n'a envie de se sentir mal. De la même façon que nous pouvons succomber à une fringale physiologique, notre corps nous poussera à abandonner tout entraînement physique, si notre choix dépasse nos forces. Nous n'allons pas continuer quelque chose qui nous fait souffrir.

Le sport ne doit pas non plus nous submerger. Si, comme Rosemary, on en fait trop et trop tôt, on se rend vite compte que l'on ne peut pas suivre la cadence. On se braque, et il suffit d'un contretemps – une réunion tardive, un rendez-vous annulé ou un enfant malade – pour ne plus y retourner du tout. Cela en devient presque un soulagement. Croyez-moi : je connais la rengaine.

« Aucun homme n'est un échec, du moment qu'il aime la vie. »

William Feather

Voici donc mes recommandations :

- *Commencez par un à trois jours de gym par semaine, selon votre convenance*. Prenez rendez-vous avec vous-même et notez-le sur votre agenda.
- *Allez jusqu'à quatre ou cinq jours par semaine d'entraînement aérobie,* si vous le pouvez – *pendant plusieurs mois*.
- *Faites des séances de trente minutes*. C'est efficace et cela ne vous épuisera pas. Si vous ne pouvez pas trouver une demi-heure d'affilée dans votre emploi du temps, divisez-la en plusieurs sessions. Marchez dix minutes avant d'aller au travail. Passez dix minutes sur votre vélo d'appartement avant de vous doucher le matin. Faites une marche de vingt minutes pendant le déjeuner ou après le travail. Allez à votre club de gym pour une courte séance d'aérobic. Rentrez de votre bureau à pied. Ce n'est pas parce que l'activité physique fait partie de vos habitudes quotidiennes

(comme marcher de chez vous à votre travail) que ça n'a pas de valeur.

« Nous n'arrêtons pas de jouer parce que nous vieillissons ; nous vieillissons parce que nous arrêtons de jouer. »

Anonyme

Les conclusions des chercheurs changent tout le temps, mais, aujourd'hui, de nombreuses études montrent que, contrairement à la croyance populaire, des séances de gym fragmentées sont aussi efficaces qu'un travail soutenu sur une plus longue durée. Vous pourrez supporter un effort plus intense parce que vous ne serez pas épuisé. Comme vous avez fait des pauses, votre métabolisme – qui s'accélère durant une à quatre heures après l'exercice – aura une action beaucoup plus longue et continuera de brûler des calories et de maintenir votre énergie.
Mesurez votre effort d'après vos sensations. Le travail aérobie est certes nécessaire pour brûler des calories, mais oubliez le vieil adage « il faut souffrir pour être belle ». Vous ne voulez pas vous retrouver à bout de souffle après votre jogging et vous arrêter net à cause d'un point de côté. Vous ne voulez pas non plus rester cloué au lit pour cause de surmenage. Car non seulement vous aurez à subir de graves conséquences physiques, mais vous rangerez votre tenue de sport au fond d'un placard pour ne plus l'en ressortir.
D'un autre côté, vous ne devez pas non plus en faire moins que nécessaire. Trop peu d'exercice ne permet pas de brûler de calories. Cela signifie que vous ne maigrirez pas aussi facilement et que malgré tout le bien-être d'une bonne glycémie, votre métabolisme

restera toujours sur le mode « pantoufle ». Ce sera alors l'occasion idéale pour que votre *tête de lard* se manifeste et essaie de vous détourner totalement du Programme de cinq jours.

Il y a un équilibre à trouver entre le « trop » et le « trop peu ». On l'appelle la fréquence cardiaque idéale. Ce terme définit la juste mesure permettant de faire travailler votre cœur au maximum de son efficacité. Plus vous êtes en forme, plus le sang, riche en nutriments, peut être facilement véhiculé jusqu'à vos cellules et plus vos muscles sont capables d'absorber leur « nourriture ». Si vous faites de l'exercice à votre fréquence cardiaque idéale, vous obtenez les meilleurs résultats en termes de perte de poids, de bonne santé et de métabolisme. Ni trop, ni trop peu.

Formidable ! Mais quelle est votre fréquence cardiaque idéale ? Les chercheurs ont défini une équation en fonction de votre condition physique et basée sur un pourcentage de votre fréquence maximale théorique (FMT), c'est-à-dire le nombre maximum de battements de votre cœur à la minute. Les débutants peuvent commencer à 50-60 %. Pour maigrir, il faut aller jusqu'à 60-70 %, pour finalement atteindre 80 % après plusieurs mois du Programme de cinq jours.

FRÉQUENCE CARDIAQUE IDÉALE
(BATTEMENTS PAR MINUTE)

Âge	*Fréquences cardiaques idéales*				*FMT (100 %)*
	50 %	60 %	70 %	80 %	
20	100	120	140	170	200
25	98	117	137	166	195
30	95	114	133	162	190
35	93	111	130	157	185
40	90	105	126	153	180
45	88	105	123	149	175
50	85	102	119	145	170
55	83	99	116	140	165
60	80	96	112	136	160
65	78	93	109	132	155

Adaptée de *Starting your Personal Fitness Program* de Ann Ward et James M. Rippe, Philadelphie, Éditions Lippincott-Raven, 1988.

Tout cela c'est bien beau, mais comment savoir si vous avez atteint votre fréquence cardiaque idéale ? Facile : prenez votre pouls pendant votre entraînement. Chronométrez quinze secondes sur votre montre et multipliez le nombre de battements par quatre, pour obtenir vos pulsations par minute. Si cela correspond à votre fréquence cardiaque idéale, continuez. Si le résultat est supérieur, ralentissez le mouvement. S'il est inférieur, faites un effort... supplémentaire !

Si tous ces calculs scientifiques vous submergent (et nous savons ce que cela peut entraîner !), il existe une manière plus simple de déterminer votre fréquence cardiaque. Je l'ai baptisée la méthode de la « sensation d'effort ». Si vous faites un travail aérobie et que vous sentez votre cœur battre, ça va. Si vous pouvez tenir une conversation en même temps, vous êtes vraisemblablement dans votre fréquence cardiaque idéale. Si vous ne pouvez pas parler parce que vous êtes à bout de souffle, ralentissez le rythme. Si vous pouvez non seulement parler mais aussi chanter un tube des Rolling Stones, accélérez la cadence !

En d'autres termes, vous devez vous fatiguer mais pas trop.

Pour moi, la méthode de la « sensation » est la meilleure. Lorsqu'un de mes patients commence à maigrir moins vite et que toutes les pistes ont été explorées, je lui recommande d'être plus précis dans son programme physique, pour être sûr qu'il en tire le maximum de bienfaits. Alors surtout : sentez votre corps, appréciez le moment et amusez-vous !

POINTS DU POULS

Pour déterminer votre fréquence cardiaque idéale, vous devez savoir prendre votre pouls.

1. Le point le plus courant se trouve juste à l'intérieur de votre poignet. Utilisez l'index et le majeur. Mais *jamais* le pouce, qui a ses propres pulsations.
2. Certaines personnes n'ont pas d'artères assez vigoureuses au poignet et ne peuvent sentir leur pouls. Essayez votre carotide, à savoir la zone du cou juste derrière l'oreille et près de la mâchoire.
3. Si vous avez du mal à trouver votre pouls à cet endroit, essayez de placer vos doigts sur votre tempe, au-dessus de votre arcade sourcilière, ou sur le côté de votre pomme d'Adam.
4. Comptez les battements pendant quinze secondes et multipliez le résultat par quatre pour obtenir le résultat. Entraînez-vous plusieurs fois avant de faire votre gym, pour ne pas interrompre le rythme et le plaisir de votre entraînement.

CECI N'EST PAS UN CODE INTERNET

La VO2 Max est la consommation maximale d'oxygène que votre corps peut tolérer. Pour vivre, vous avez besoin d'oxygène.
Plus vous êtes en forme, plus votre corps peut efficacement véhiculer cet oxygène à travers tout votre organisme. Si en faisant du sport, vous atteignez 60 à 70 % de votre VO2 Max, vous augmentez la capacité de votre cœur à pomper le sang et vous aidez vos muscles à en extraire l'oxygène nécessaire, ce qui se traduit par un surplus d'énergie.
Augmentez la capacité de votre cœur à pomper et à envoyer un sang riche en oxygène vers vos muscles assoiffés et vous serez en pleine forme. Vous pourrez jardiner, balayer la neige, monter les escaliers en courant et sauter dans un bus en marche plus facilement.
Comment savoir si vous êtes à 60 ou 70 % de votre VO2 Max ? Vous pouvez utiliser votre tableau de fréquence cardiaque idéale et prendre votre pouls ou préférer la méthode de la « sensation d'effort ». Si c'est fatigant mais pas trop, tout va bien. Et le savez-vous ? Certaines études ont montré que même marcher pendant de courtes périodes de temps permet d'augmenter le VO2 Max chez les gens de tous âges et de toutes conditions physiques.

Étape 3 : combinez de la gym tonique à un entraînement aérobie

Même si Joseph pouvait jouer au base-ball tous les soirs de la semaine, il refuserait, et cela n'aurait rien à voir avec un emploi du temps chargé. Après avoir suivi le Programme de cinq jours pendant trois mois, Joseph sait une chose que beaucoup ignorent. Comme je le lui ai dit, de récentes études ont démontré que le travail d'endurance (aérobie) est très bon pour la santé mais qu'il doit être contrebalancé par des exercices toniques et musculaires.

Je me rappelle, il y a dix ans, lorsque j'allais dans un club de gym. Il proposait des cours ininterrompus de *low impact* toute la journée, et quelques séances éparses de yoga. Mais ces dernières furent abandonnées, faute de participants (j'étais pratiquement la seule à y aller, en compagnie de quelques autres illuminés !). Pourquoi ? Tout le monde voulait brûler des calories, perdre du poids et se muscler et l'on croyait qu'il fallait suer sang et eau pour obtenir ces résultats.

Même la communauté scientifique était d'accord. Autrefois (il y a trois ans), des études confirmaient que seul le travail aérobie était nécessaire pour perdre du poids – plus on courait et on sautait, meilleur c'était. Littéralement, *aérobie* signifie « en présence d'air ». L'oxygène est pompé à travers notre système, nos muscles travaillent et se renforcent, grâce à un apport continu de sang riche en substances nutritives. Les calories sont brûlées et les cellules graisseuses stockées disparaissent. Quoi d'étonnant alors à ce que l'aérobic ait une place tellement importante dans le cadre de la remise en forme.

En revanche, le travail anaérobie – culture physique, appareils de musculation, yoga... – ne permet de brûler que peu de calories. Dans ce type d'activités, l'énergie est soutenue pendant des intervalles de deux ou trois minutes. Vous n'avez pas besoin de prendre votre pouls pour savoir que vous vous situez assez près de votre fréquence cardiaque idéale.

Cependant, les exercices toniques présentent d'autres avantages. Ce sont les seuls à augmenter les tissus musculaires – ce qui se traduit par un ventre plus plat, des cuisses plus fines et un torse plus large. Ils améliorent également votre façon de vous tenir et réduisent le stress.

Dans l'idéal, je conseille à tous ceux qui suivent le Programme de cinq jours de consacrer trois jours par semaine à un entraînement aérobie et d'alterner avec deux jours de gym tonique. Les conclusions des chercheurs changent tout le temps et ce principe pourrait s'avérer désuet d'ici un ou deux ans. Mais, pour aujourd'hui, il n'est pas mauvais de combiner musculation et marche, poids et jogging, yoga et *low impact*. Et n'oubliez pas, si c'est quelque chose que vous aimez, vous aurez envie de vous y mettre.

De la même façon qu'un bon taux de sucre supprime les fringales, l'exercice physique s'alimente lui-même. Plus vous en faites, plus vous avez envie d'en faire. Il n'est rien de plus agréable au monde que de se sentir en pleine forme et en bonne santé.

Voici quelques bons exemples d'activités toniques :

- Yoga.
- Cours de gym tonique – globale ou visant une partie spécifique du corps : biceps, dos, abdominaux, fessiers, cuisses, jambes.
- Appareils de musculation, comme les Nautilus ou Stairmaster.
- Haltérophilie.
- Tai-chi, kung-fu et karaté.
- Stretching.
- Danse classique.

Étape 4 : prévoyez des stratégies pour intégrer la gym dans votre vie

Joseph n'a pas eu de mal à planifier ses matchs de base-ball : il adorait cela ! Alors il prit simplement rendez-vous avec lui-même et écrivit dans son agenda :

Jeudi soir : base-ball dans le parc.

Dimanche matin : base-ball dans le parc.

C'était réglé pour le base-ball, mais qu'en était-il des cinq autres jours de la semaine ?

Écrire les heures prévues pour la gym, cela peut vous aider à vous y tenir. C'est là, noir sur blanc (ou sur votre écran d'ordinateur) : cours de gym à midi, rendez-vous avec J., marche après le travail, yoga dimanche après-midi.

Vous n'oubliez pas un rendez-vous ou un dîner important si vous le notez dans votre agenda. Alors vous ne manquerez pas non plus vos séances de gym.

J'ai suggéré à Joseph quelques stratégies pour respecter son programme physique. Notamment :

- Essayez d'écouter un roman enregistré pendant que vous faites votre jogging, marche ou gym. Vous serez totalement pris par l'histoire et vous en oublierez que vous êtes en train de faire du sport. Et comme pour votre feuilleton favori, vous attendrez avec impatience la prochaine séance, pour connaître la suite.
- Faites une gym qui n'en soit pas vraiment une. Si vous allez quelque part à pied, dépassez votre destination puis revenez sur vos pas. Garez votre voiture à dix rues de votre bureau. Prenez les escaliers au lieu de l'ascenseur. Descendez du bus ou du métro une ou deux stations avant l'arrêt prévu. Rappelez-vous que votre activité peut être fractionnée : cela vous profitera autant que de sauter devant le miroir de votre salle de gym. Et vous verrez avec surprise combien ces séances impromptues apportent de bienfaits en plus... de vos trente minutes d'aérobic !
- N'oubliez pas la « règle des six mois ». Des études ont démontré que si vous faites quelque chose pendant six mois, cela devient une habitude. Si, pour une raison quelconque, vous arrêtez de faire du sport après six mois, vous y reviendrez parce que c'est ancré dans votre routine.
- Pensez aux copains. Cela aide vraiment de s'entraîner avec quelqu'un. Si vous avez rendez-vous pour un jogging dans le parc, vous n'avez pas envie de manquer à votre parole. Des contretemps trop fréquents peuvent causer des frictions entre amis – et donc des kilos en plus ! En outre, votre compagnon est là pour vous encourager si vous n'avez pas envie de vous bouger. Il peut vous pousser, vous rassurer ou simplement vous dire « allons-y ». Rien de tel que d'être soutenu !
- Rappelez-vous que le plus difficile, c'est de s'y mettre. Une fois que vous êtes dehors, en tenue de sport, c'est gagné !

- La variété est le piment de la vie. Trouvez, si possible, plusieurs activités que vous aimez. Sur une semaine, vous pouvez par exemple répartir un cours de modern jazz, une promenade dans le parc, deux séances de vélo d'appartement, deux séances de yoga et un cours d'aquagym. Ce type d'emploi du temps ne laisse pas de place à l'ennui. Cependant, si la constance est une composante essentielle à votre équilibre, ne variez pas trop. Vous seriez dépassé par les événements. Si, tous les matins au saut du lit, vous aimez faire une heure de marche, ne modifiez pas vos habitudes. Mais essayez de changer de trajet. Utilisez un tapis de marche ou allez à votre club de gym pour regarder les gens pendant votre entraînement. Changez la musique de votre Walkman.
- Récompensez-vous ! Dans le Programme de cinq jours, les récompenses non alimentaires sont essentielles pour faire taire la *tête de lard* et rester sur les rails. La *tête de cossard* n'est peut-être pas aussi dangereuse qu'un mauvais taux de sucre, mais elle peut renvoyer un pantouflard repenti vers sa première passion : le canapé.

Pour éviter d'alimenter la *tête de cossard*, attaquez-la de front, récompensez-vous pour vous encourager à continuer. Il peut s'agir des mêmes choses que pour votre programme alimentaire : un billet pour Roland Garros, un film, un massage, un nettoyage de peau, une coupe de cheveux. Ou pour tout combiner, que diriez-vous d'un week-end ou d'une journée dans une station thermale ou un centre de thalassothérapie ? Vous mangerez correctement et vous vous bougerez dans un cadre superbe et relaxant.

COMMENCEZ PAR LE COMMENCEMENT

Les échauffements et refroidissements ne sont pas des parties secondaires que vous passez en accéléré sur votre cassette

audio ou vidéo. Ce sont des composantes essentielles de tout programme physique.
Les échauffements durent cinq minutes et consistent à pratiquer l'activité que vous prévoyez de faire – mais à un rythme plus lent. Cela veut dire marcher si vous voulez courir ou valser si vous allez danser le rock.
Les refroidissements permettent de vous détendre. Ce sont des étirements simples. Vous pouvez finir votre séance par mes quinze minutes d'étirements (ou une partie de ces exercices), ou simplement ralentir la cadence en reprenant le rythme de marche ou de valse du début.
Attention : ne faites *jamais* d'étirements ou de gym tonique sans échauffement préalable. Et lorsque vous avez fini vos abdominaux, vos pompes et vos poids, n'oubliez pas de vous refroidir.

Étape 5 : pour vous sentir bien, faites mes quinzes minutes d'étirements

De la même façon que j'ai élaboré mes principes alimentaires, j'ai conçu des exercices spécifiques qui tonifient le corps, maintiennent une bonne fréquence cardiaque et réduisent le stress. En outre, ils ont l'avantage d'être agréables au point de donner envie de les faire.

Je me suis utilisée comme cobaye, moi, la *tête de cossarde* par excellence. Je me suis dit que si je pouvais concevoir une séance de gym qui me plairait vraiment, alors elle plairait à *tout le monde* ! Donc, parallèlement à mes recherches sur la glycémie et les sécrétions hormonales, j'ai étudié le métabolisme et la masse musculaire. J'ai essayé le yoga, le tai-chi, ainsi que d'autres gymnastiques douces. J'ai couru pendant des kilomètres pour voir quel effet cela aurait sur mon corps et sur mon esprit.

Résultat : mes quinze minutes d'étirements qui font appel à chaque partie de votre corps et vous donnent de l'énergie tout en vous détendant. Ces exercices sont bons pour vous tonifier et pour brûler les calories. Vous n'avez pas besoin d'un équipement mirobolant : seulement des vêtements amples et un endroit privé et confortable. Un tapis de gym ou d'appartement, une grosse couverture repliée sur le sol feront l'affaire (un parquet nu sera un peu trop dur). Même si vos pieds dépassent, vous aurez tout de même une sensation de confort et de sécurité. Une musique délassante peut vous aider : jazz, New Age, classique, slow, tout ce que vous aimez.

Certains exercices demandent deux balles de tennis placées dans une chaussette. Si vous les préparez avant, vous n'aurez pas à interrompre la continuité de vos quinze minutes d'étirements.

Ces exercices vous donneront l'impression de vous être nourri sans avoir mangé. Vous ressentirez un merveilleux bien-être. Avec le temps, les autres remarqueront un changement positif dans votre corps. Et surtout : cela ne prend que quinze minutes. Vous pouvez faire ces étirements où et quand vous voulez. Je les pratique deux fois par jour, comme certains de mes patients (même Joseph, le fou de base-ball, fait mes quinze minutes d'étirements avant un rendez-vous important).

Attention : ne commencez pas ces exercices sans vous échauffer. Prenez une douche chaude si vous venez de vous lever. Promenez le chien. Faites ce que vous voulez pourvu que vous vous soyez un peu bougé auparavant.

Alors qu'attendons-nous ? Voici, étape par étape, mon bain de Jouvence de quinze minutes. Lisez-le entièrement une fois pour être sûr de bien comprendre. Vous aurez peut-être besoin de plusieurs séances pour le connaître par cœur. Ne vous découragez pas. Posez ce livre près de vous et laissez-le ouvert à cette page. *Et bien sûr, montrez ces exercices à votre médecin traitant avant de les faire.*

Les quinze minutes d'étirements du Programme de cinq jours

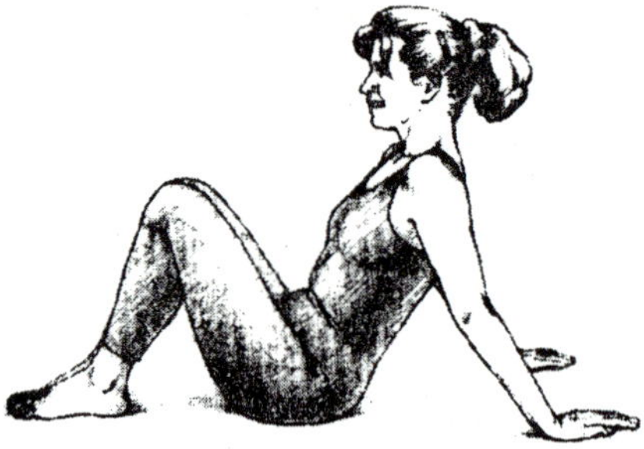

1. Asseyez-vous sur le sol, les pieds à plat devant vous, à environ trente centimètres de votre corps ou de façon à vous sentir à l'aise. Appuyez-vous sur les bras, paumes à plat sur le sol derrière vous, pour soulager la tension de votre dos. Cela détendra également les muscles de vos jambes.

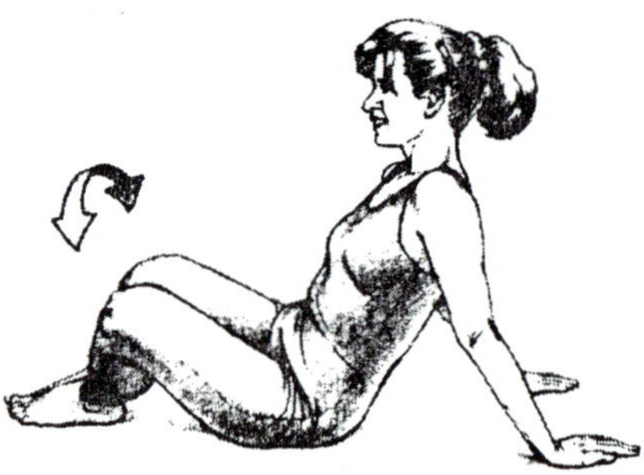

2. Déplacez vos genoux lentement sur la droite puis sur la gauche, en pivotant sur la masse musculaire de vos fesses, à la hauteur des hanches. Surtout ne faites pas d'effort. Basculez naturellement d'un côté puis de l'autre, vos genoux repliés à une distance confortable.

   En faisant ce mouvement plusieurs fois, vous vous apercevrez que, en pivotant sur vos muscles fessiers, vous les activez vraiment – et c'est là que beaucoup d'entre nous accumulent leurs tensions.

   Concentrez-vous sur ce que vous ressentez. Douleur ? Raideur ? Tension ? Confort ? Cet exercice est une sorte d'automassage. En basculant doucement sur vos points de tension, vous les soulagez et vous les détendez. Prenez appui sur les endroits les plus charnus si vous voulez. Sentez les zones douloureuses disparaître.

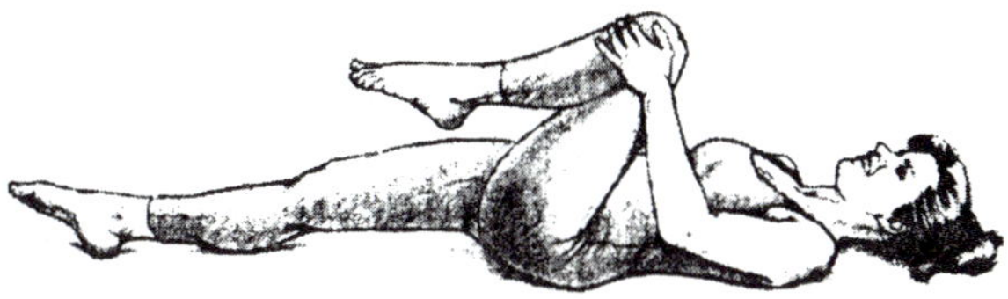

3. Allongez-vous doucement sur le dos. Inspirez profondément deux ou trois fois. Sentez comme vous vous dépliez. Soulevez votre jambe gauche du sol, en pliant le genou. Ramenez-la doucement vers votre poitrine. Attrapez votre genou avec votre main gauche et tirez-le vers la poitrine (pas trop fort : tout ceci doit être indolore !). Si vous souffrez de problèmes aux hanches ou aux genoux, joignez les mains derrière les genoux, et assurez-vous de maintenir le bas de votre dos collé au sol. Ne cambrez pas le dos, ainsi vos abdominaux seront également sollicités.

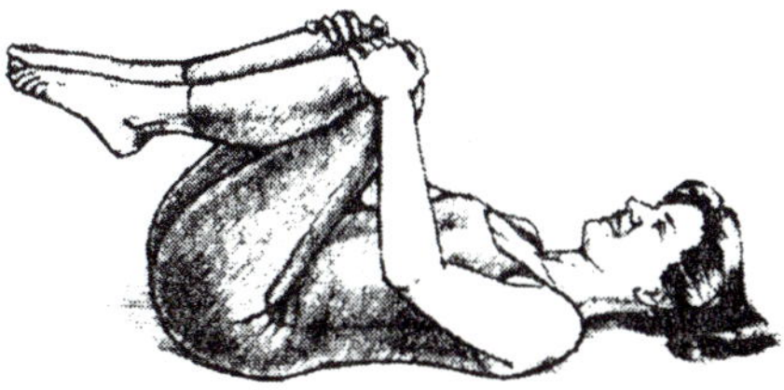

4. À présent, toujours en tenant votre genou gauche, soulevez doucement votre jambe droite du sol, en pliant le genou. Attrapez doucement votre genou droit avec votre main droite et rapprochez-le de votre poitrine (toujours sans douleur !).

5. Laissez votre genou droit lentement tomber sur la droite et lorsque vous sentez un tiraillement dans l'aine, comme si la jambe gauche voulait suivre le mouvement, laissez-la aller. Reposez-vous avec votre jambe droite pliée sur le sol et votre jambe gauche pliée au-dessus. Respirez.

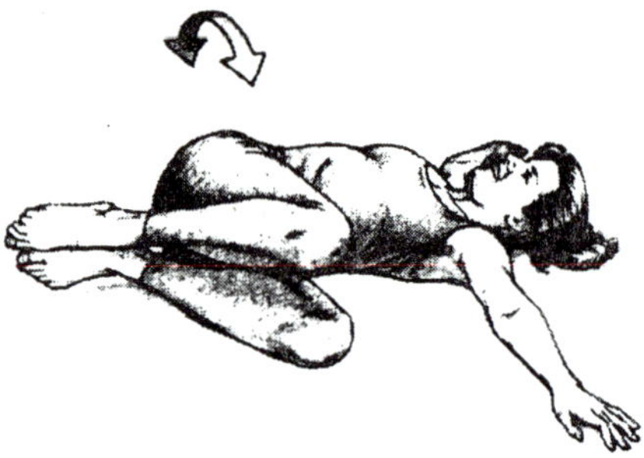

6. Inversez le mouvement, en basculant lentement votre genou gauche vers la gauche et en laissant la jambe droite le suivre. Roulez ainsi lentement de gauche à droite quatre ou cinq fois. Sentez comme cela vous masse le bas du dos tout en étirant l'intérieur des cuisses et l'aine. Allez jusqu'à dix fois. Chacun de ces mouvements vous permet d'étirer vos muscles, de lubrifier vos articulations et de soulager la tension. Respirez profondément et naturellement. Vous devez ressentir une sorte de lâcher-prise. (À mesure que votre forme et votre souplesse s'améliorent, vous pouvez ne plus vous servir de vos mains pour maintenir vos genoux et placer vos bras dépliés sur le sol.) Lorsque votre seconde jambe, entraînée par l'autre, se retrouve en position de repos, au-dessus de vous, vous provoquez une agréable torsion. Vous devez sentir un tiraillement très doux. N'oubliez pas de respirer. Détendez-vous. Si vous ressentez une quelconque douleur, arrêtez-vous ! Attention à ne pas dépasser les limites de votre corps. (Adapté de la Méthode Feldenkrais.)

7. Reposez vos jambes au sol. Restez allongé sur le dos et utilisez vos bras pour accompagner vos mouvements. Tirez vos genoux vers votre poitrine. Maintenant que vous êtes échauffé, vous devez avoir plus de facilité à joindre les mains autour des jambes, devant ou derrière les genoux. Rapprochez les genoux aussi près que possible de votre poitrine. Si vous êtes en bonne condition physique, entourez vos jambes au niveau du tibia, en vous saisissant par les poignets.
8. Vos mains tiennent toujours vos genoux repliés. Basculez dans la direction qui vous convient, de droite à gauche ou d'avant en arrière. Le basculement est un mouvement très primaire ; il soulage souvent la douleur. Respirez profondément deux ou trois fois : inspirez, expirez ; inspirez, expirez ; inspirez, expirez. Lentement. Sentez le bas de votre dos massé. Cessez si vous éprouvez une quelconque sensation d'inconfort.

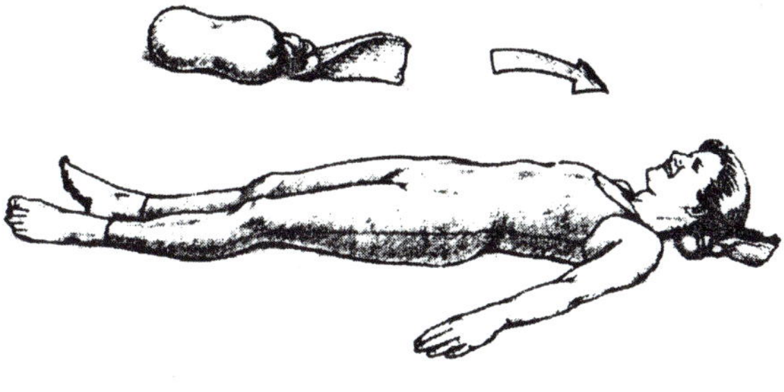

9. Toujours allongé sur le sol, placez votre chaussette derrière votre cou, juste sous l'os occipital (à la base de votre crâne). Essayez de trouver une position de repos confortable. Les balles de tennis doivent supporter tout le poids de votre tête. Détendez-vous. Respirez profondément deux ou trois fois. Laissez-vous aller. Voilà. C'est bien.
10. Retirez votre chaussette. Massez doucement cette même zone avec vos doigts (principalement avec le pouce et l'index). Prenez le temps de localiser les points douloureux et massez-les un peu plus longtemps.

11. Agenouillez-vous doucement, si vous le pouvez, les talons sous les fesses, le dos droit (en cas de douleurs au genou ou autres contre-indications, faites cet exercice debout). Joignez les mains au-dessus de la tête, puis poussez vers le plafond, paumes vers le haut. Tirez légèrement de chaque côté. Sentez vos bras et vos flancs s'étirer.

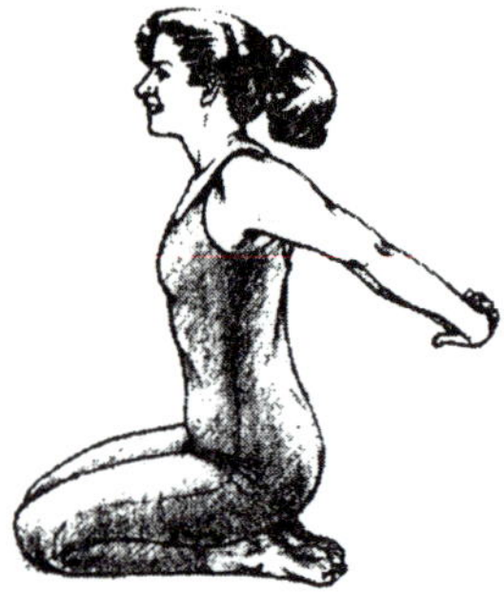

12. Toujours agenouillé (ou debout, si nécessaire) et bien droit, joignez les mains derrière le bas de votre dos. Soulevez-les doucement jusqu'à ce que vous sentiez un petit étirement dans vos bras, épaules et torse. Faites attention à ne pas cambrer le dos. Inspirez profondément en comptant jusqu'à quatre, puis expirez en comptant jusqu'à quatre. Faites ce mouvement deux fois, lentement.

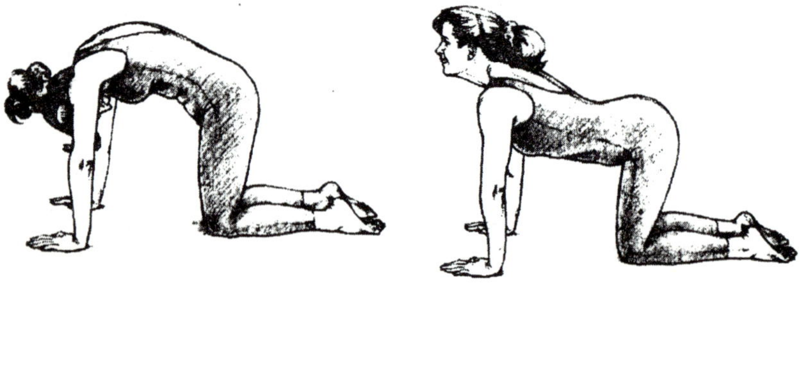

13. À présent que les muscles principaux des jambes, poitrine, fesses, cou et bras ont été étirés, il est temps de passer à ceux du dos. Mettez-vous à quatre pattes. Laissez tomber votre tête en avant. Inspirez et lorsque vous expirez, serrez le ventre tout en faisant le dos rond. Comptez jusqu'à cinq. Puis détendez votre corps. Inspirez et laissez votre ventre se détendre, en cambrant le dos et en relevant la tête. Répétez ce mouvement trois fois.

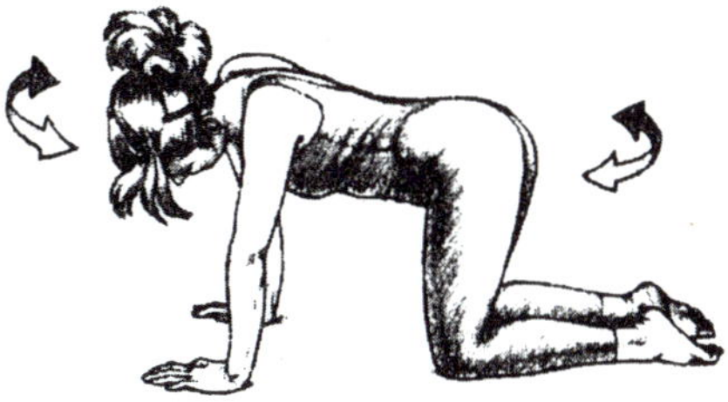

14. Toujours dans la même position, faites basculer votre tête d'un côté à l'autre, tout en « remuant la queue ». Vous pouvez bouger les fesses et la tête dans le même sens, à gauche puis à droite. Ou dans des directions opposées : la tête à droite et les fesses à gauche, puis la tête à gauche et les fesses à droite. Toutes les alternatives conviennent, du moment que vous ressentez un agréable étirement. Il n'y a pas de bon ou de mauvais choix. Le principal, c'est que vous vous sentiez bien. Il est naturel qu'un côté soit plus raide que l'autre. Acceptez-le et travaillez dessus. Votre souplesse et votre aisance s'amélioreront avec ces quelques minutes d'attention par jour.

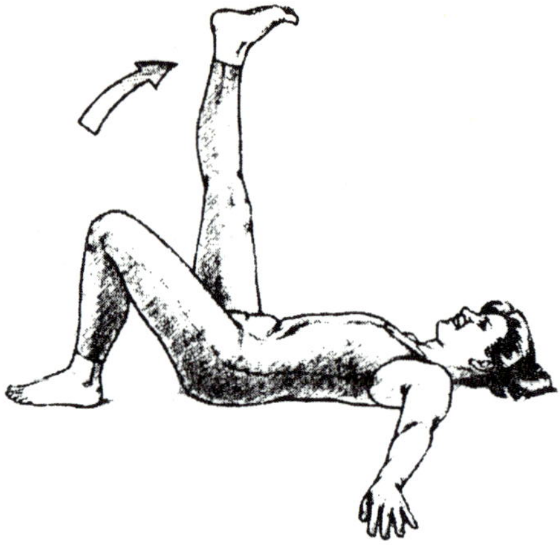

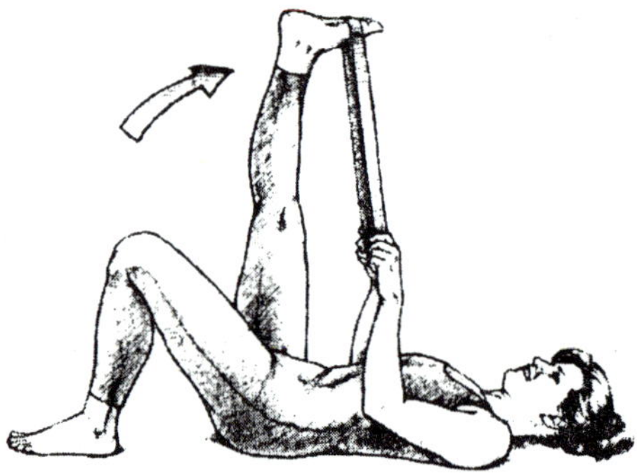

15. Maintenant, occupons-nous des tendons. Allongez-vous, jambes droites. Pliez le genou gauche, en gardant le dos et les pieds bien à plat sur le sol. Levez votre jambe droite lentement au-dessus de vous, en poussant sur le talon et en tirant les orteils vers vous. Cessez dès que vous avez atteint votre limite. Respirez ! Pour cet étirement, vous pouvez utiliser une ceinture que vous maintenez par les extrémités et que vous passez autour de la plante du pied, du côté de la jambe tendue. Gardez toujours la tête et les épaules collées au sol. Afin d'étirer ces muscles correctement, faites des mouvements lents. Inspirez trois fois et comptez doucement pendant que votre jambe est tendue.

Changez de jambe et répétez ce mouvement trois

fois de chaque côté. Acceptez vos limites. Elles s'amélioreront avec le temps.

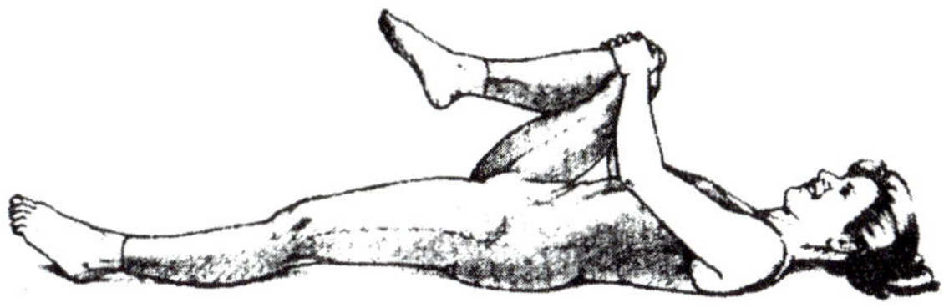

16. Toujours sur le dos, étendez votre jambe gauche sur le sol. À l'aide de vos mains jointes ou de votre ceinture, tirez votre genou droit vers votre aisselle droite ou le côté droit de votre torse. Sentez l'étirement de votre aine. Restez dans cette position et comptez jusqu'à quatre. *Respirez !* Répétez ce mouvement trois fois de chaque côté.
17. Allongez-vous sur le dos. Fermez les yeux. Tendez tous vos muscles. Serrez les poings. Crispez les orteils. Raidissez le cou. Contractez le ventre. Plissez les paupières. Grimacez. Inspirez et comptez jusqu'à quatre. Puis expirez et détendez tout – les yeux, le ventre, la bouche, les bras et les jambes. Respirez profondément quatre fois, les yeux fermés.
18. Les yeux fermés et les muscles détendus, prenez une minute pour bouger comme votre corps le désire. Faites rouler votre tête. Ramenez vos genoux pliés au-dessus de vous et basculez de chaque côté. Tournez votre corps entier d'un côté puis de l'autre. Autorisez-vous, juste pour un instant, à être simplement comme vous êtes.

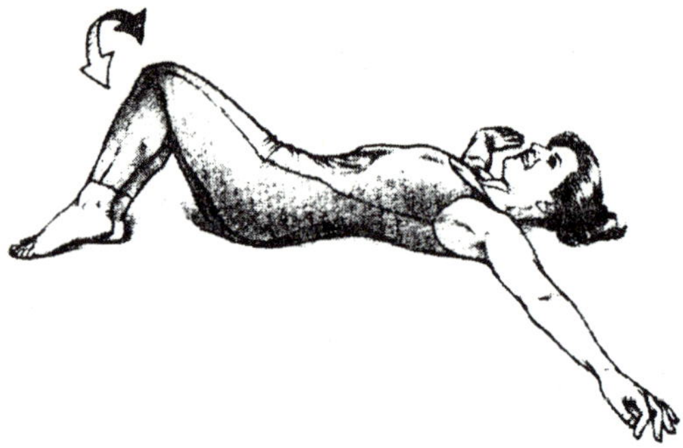

19. Repliez lentement les jambes, en gardant les pieds au sol. Soulevez-les doucement vers votre torse, en basculant doucement votre corps d'un côté puis de l'autre.
20. À présent, aidez-vous de vos bras pour vous redresser et vous asseoir en tailleur. Laissez votre tête baissée vers l'avant. Respirez profondément et relevez doucement la tête.
21. Levez-vous lentement. Ne sautez pas sur vos pieds d'un seul coup.
22. Une fois debout et bien droit, les bras sur le côté, laissez votre tête doucement tomber sur l'épaule gauche. Sentez l'agréable tension du cou, du côté droit. À présent, approchez votre oreille droite de l'épaule droite et sentez la tension du côté gauche. Rappelez-vous surtout de ne pas bouger la taille.

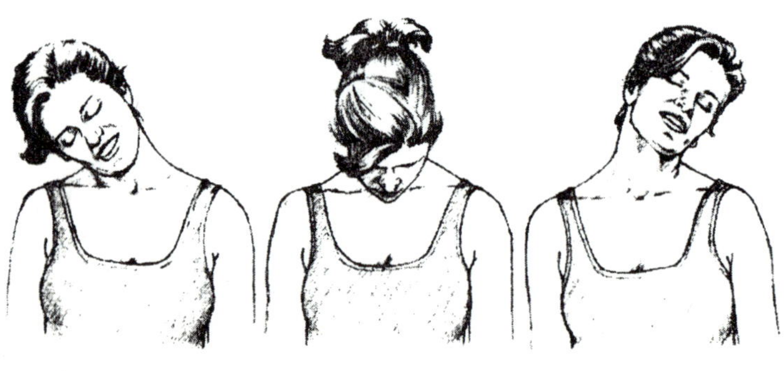

23. Toujours debout, dessinez un cercle avec votre tête, en commençant par l'incliner sur la gauche, l'oreille

gauche vers l'épaule gauche. Puis laissez retomber votre tête devant vous, le menton vers la poitrine. Puis lentement, rapprochez votre oreille droite de votre épaule droite. Faites ce mouvement circulaire deux fois dans un sens, puis deux fois dans l'autre.

24. Fermez les yeux. Ramenez votre tête au centre. Inspirez profondément par le nez, la bouche fermée, et comptez jusqu'à quatre. Puis expirez lentement par la bouche, en comptant encore jusqu'à quatre. Recommencez. Ouvrez les yeux.
25. Voilà, c'est tout ! Vous devez vous sentir détendu, tonifié et prêt à affronter toutes les situations de la vie – que ce soit les farces de votre *tête de lard* ou une délicieuse soirée donnant lieu à quelques « plaisirs gourmands » !

Il nous reste une dernière chose à aborder : la réponse à certaines des questions qui m'ont été posées le plus fréquemment par mes milliers de patients. Alors vous serez prêt à commencer le reste de votre vie, c'est-à-dire à prendre un nouveau départ vers une existence *toute neuve* et passionnante !

CHAPITRE 9

« Qu'est-ce que le suicide alimentaire ? » et autres questions de mes patients

Ce qui rend ce régime tellement différent pour moi, c'est sa simplicité. En fait, ma plus grande question est : « Pourquoi n'ai-je pas davantage *de questions à poser ? »*

Un rédacteur en chef
de cinquante-trois ans.

Félicitations ! À présent, vous connaissez le Programme de cinq jours sur le bout des doigts. Vous vous êtes approprié le régime. Vous avez compris le processus chimique des fringales et les différents types de *tête de lard* qui peuvent se mettre en travers de votre chemin. Vous avez découvert la valeur de l'activité physique et vous savez comment l'intégrer dans votre quotidien – et notamment mes quinze minutes d'étirements.

Vous possédez déjà les connaissances nécessaires ; il ne vous reste plus qu'une chose à faire : vous y mettre !

Question suivante, s'il vous plaît

Quand vous commencerez à vous sentir vraiment bien, certaines questions peuvent se poser à vous. Ce chapitre est destiné à dissiper ces éventuelles incertitudes.

Plus on apprend, plus on a envie d'apprendre. Plus on sait, plus on a besoin de savoir. Mes patients ne font pas exception à la règle.

En me basant sur les questions de mes patients, j'ai imaginé les thèmes suivants – généraux ou plus particuliers –, pour aider tous les lecteurs qui ne peuvent pas venir me consulter et leur permettre de comprendre, poursuivre et apprécier le Programme de cinq jours.

« Qu'est-ce que le suicide alimentaire ? »

Cela ne signifie pas mourir en mangeant mais c'est un acte très autodestructeur tout de même. Imaginez : votre glycémie est parfaite, vos fringales ont disparu et, soudain, vous vous retrouvez à lorgner ce croissant, ces tortellini ou cette tarte aux pommes. Vous pensez à autre chose. Vous identifiez le mécanisme, vous en reconnaissez la manifestation et vous pouvez donc le résoudre. Peut-être allez-vous rencontrer les parents de votre fiancé. Peut-être avez-vous été critiqué au travail. Peut-être vous êtes-vous disputé avec votre meilleur ami.

Quoi qu'il en soit, vous avez compris que votre *tête de lard* est en train de vous jouer un tour, et vous savez quoi faire. Vous pouvez penser à autre chose pour lui échapper : manger des carottes, vous faire masser, louer un film.

Mais vous ne le faites pas. Au contraire, vous écoutez votre saboteur intérieur qui vous murmure : « Échoue. Tu ne mérites pas de te sentir bien dans ta tête ni dans ton corps. Échoue. »

Vous êtes sur un fil. Vous voulez réussir et pourtant vous ressentez une énorme pression dans votre vie. Une partie de vous, bien enfouie, pense secrètement que vous n'en êtes pas digne. Au plus profond de votre être se cache un sentiment de haine de vous-même.

Alors que faites-vous ? Vous ne craquez pas parce qu'après tout votre taux de sucre est équilibré et 90 % de votre esprit veut tenir bon. Mais les 10 % de *tête de lard* continuent de vous harceler de plus en plus fort chaque jour. Vous ne pouvez totalement leur résister.

Vous commencez à jouer avec le feu. Vous prenez un croque-doux le matin au lieu de l'après-midi. Vous décidez de commander des pâtes au déjeuner. Vous mangez une glace au yaourt en guise de dîner.

Vous voyez le tableau : vous déviez juste assez pour provoquer un déséquilibre chimique constant dans votre organisme – et d'intenses fringales. Vous finirez par succomber à vos pulsions. Vous ne pourrez pas vous en empêcher. C'en est fini de la stabilité physiologique acquise grâce au Programme de cinq jours. Votre *tête de lard* vous ramène tout droit au point de départ : un mauvais taux de sucre.

Comme toutes les mauvaises habitudes, que ce soit l'alcool, la cigarette ou la consommation de graisses si vous avez trop de cholestérol, cette forme de suicide, à défaut de vous tuer, aura pour effet d'anéantir votre Programme de cinq jours et tous les bienfaits qu'il procure.

« Si je dois dîner tard, faut-il que je déjeune plus tard pour ne pas avoir faim au cours de l'après-midi ? »

Même si le raisonnement paraît logique, la réponse est « non ». Contrairement à ce que l'on peut croire, si l'on doit souper tard, il est *d'autant plus* important de prendre son déjeuner et ses collations à l'heure. Cela permet d'entretenir votre équilibre glycémique – et ainsi d'éviter de saliver devant la corbeille de pain ou les plats en sauce au cours du dîner. Au lieu de déjeuner plus tard, prenez une – ou plusieurs – collation supplémentaire (croque-dur ou croque-doux) durant l'après-midi, en respectant les horaires prévus par le Programme.

« *Qu'en est-il des produits laitiers ?* »

Si vous consommez suffisamment d'aliments riches en calcium et si vous prenez un comprimé de calcium le soir, vous en aurez absorbé une ration suffisante et vous n'aurez pas besoin de manger trop de produits laitiers. Cela étant, je n'ai rien contre un peu de cottage cheese ou, occasionnellement, un morceau de fromage. Si vous aimez vraiment les laitages, ne vous privez pas de votre verre de lait écrémé quotidien.

Il ne faut cependant pas négliger un point important : le couple *lactase/lactose*. La lactase est une enzyme digestive produite par le corps. Le lactose est le sucre présent dans les laitages, qui provoque des gaz, des brûlures d'estomac et des ballonnements – si l'on n'a pas assez d'enzymes (lactase) pour le digérer. Le lactose peut être très réactif. Si vous êtes insulino-résistant, les glucides présents dans le lait peuvent déclencher une fringale. Le déclic provient de la composante majeure du lactose : le sucre. Et comme tous les sucres, le lactose se transforme très facilement et se déverse très rapidement dans l'organisme. D'où une brusque décharge d'insuline... et vous connaissez la suite.

Si vous n'êtes pas intolérant aux hydrates de carbone, aucun problème. L'insuline remplit sa fonction et le lactose, transformé en glucose, va alimenter vos cellules. Mais si vous êtes dépendant, attention à vous ! Comme certains hydrates de carbone (qui se décomposent en différents sucres), les produits laitiers sont hyperglycémiants. L'insuline est libérée en excès et, une fois sa mission remplie, elle appelle davantage de glucose. Comme les pâtes, le lait peut se révéler dangereux pour la stabilité de votre taux de sucre : il peut engendrer le chaos dans votre organisme et provoquer un total déséquilibre chimique.

Si vous avez des gaz, des ballonnements ou des brûlures d'estomac après avoir consommé un produit laitier, vous avez peut-être une intolérance au lactose. La meilleure solution ? Absorbez votre ration journalière de calcium en consommant d'autres aliments conseillés par le Programme de cinq jours et si vous ne pouvez vous passer de lait, essayez les tout nouveaux produits à base de lait écrémé et sans lactose.

« Si je me lève tard le week-end, dois-je sauter le petit déjeuner ? »

Jamais ! Que vous vous leviez tôt ou tard, votre organisme ne voit qu'une chose : il n'a rien reçu à manger depuis longtemps. Pendant que vous rêviez, votre taux de sucre a constamment chuté. Il a besoin d'une rectification – et vite ! Voilà pourquoi il faut prendre le petit déjeuner dans la demi-heure (ou, si vous faites votre gym, les trois quarts d'heure) suivant votre réveil – et cela, quelle que soit l'heure. Déjeunez dans les deux heures suivant le début de votre petit déjeuner, puis prenez une collation toutes les deux heures (la première doit être un croque-dur, les suivantes peuvent être des croque-doux). Projetez le dîner au plus tard entre dix-neuf et vingt heures. Il est important de respecter votre rythme de croisière même en cas de grasse matinée dominicale, afin de stabiliser votre glycémie, particulièrement en dînant à la même heure que d'habitude.

« Je croyais que l'insuline avait un rôle dans le diabète, et non dans les fringales. Est-ce vrai ? »

L'insuline a un rôle essentiel dans le diabète. Le Programme de cinq jours ne nie absolument pas cela. Cela étant, je crois que les diabètes tardifs sont déclenchés par des années de très mauvais taux de sucre. L'excédent d'insuline fabriqué, en cas de glycémie instable, provoque un déséquilibre qui engendre non seulement l'obésité, la fatigue, l'incapacité à se concentrer et les sautes d'humeur, mais aussi, sur le long terme, d'importantes maladies telles que le diabète tardif. L'insuline a trop de mal à maintenir des niveaux glycémiques réguliers : c'est une bataille perdue d'avance. Finalement, un excès permanent d'insuline se transformera en diabète tardif (ou de type II) ; alors les cellules deviennent insulino-résistantes, ou le corps ne produit pas assez d'insuline pour faire baisser la glycémie. Raison de plus pour équilibrer votre taux de sucre dès maintenant. Il n'est jamais trop tard pour bien faire !

« J'ai trop mangé hier soir. Alors pour compenser, je n'ai pas pris de pain au petit déjeuner. Ai-je bien fait ? »

Si seulement nous pouvions effacer les erreurs passées ! Nous serions tous minces, adorables et nous ne manquerions pas une seule séance de gym. Malheureusement, la notion de compensation n'existe pas dans le Programme de cinq jours. Si vous mangez trop un jour, vous ne pouvez pas vous rattraper en mangeant moins le lendemain. La base du Programme est la maîtrise de votre taux de sucre. La seule façon de maintenir une bonne glycémie est de consommer les combinaisons et les aliments prescrits, aux heures indiquées. Si vous ne prenez pas de pain le matin, votre taux de sucre sera encore pire que la veille au soir. Le meilleur plan d'action ? Ressaisissez-vous, retroussez vos manches et repartez de zéro, avec un petit déjeuner approprié dans la demi-heure suivant votre réveil.

« Comment maintenir mon poids sans reprendre ces kilos que j'ai eu tant de mal à perdre ? »

Lorsque vous serez débarrassé des kilos que vous vouliez perdre, grâce au Programme de cinq jours, je suis sûre que vous vous serez approprié cette méthode aussi bien que Danny, Bonnee, Charlotte ou moi-même. Vous aurez appris comment, quand et quoi manger. Vous saurez adapter votre programme en voyage, au travail, au restaurant. Vous vous autoriserez des « plaisirs gourmands » quand bon vous semblera – et en quantité nécessaire et suffisante pour vous satisfaire. Vous vous serez confronté à votre *tête de lard*, en aurez identifié les mécanismes et reconnu les manifestations. En fait, vous vous sentirez fabuleusement bien presque tout le temps.

Tout comme votre existence, le Programme de cinq jours est dynamique. Il évolue toujours et se plie à vos besoins, à vos désirs et à votre mode de vie. Si vous suivez le plan d'entretien mis au point dans cet ouvrage, vous n'aurez pas d'inquiétude à avoir. Soyez tranquille ! N'oubliez pas que la « perte de poids » n'est qu'une partie du programme, une sorte de période d'entraînement en vue de la phase d'entretien. Tout le travail a été fait pour vous. Si vous continuez à maigrir, ajoutez un fruit ou une protéine à votre régime de base. Si vous recommencez à grossir, supprimez ou diminuez cette portion supplémentaire. Pesez à nouveau vos aliments pour vous assurer de bien en évaluer les quantités. Relisez votre journal alimentaire. Faites-vous assez d'exercice physique ? Buvez-vous assez d'eau ?

N'oubliez pas : vous êtes maître de la situation. Vous pouvez analyser chaque circonstance particulière et y faire face. Vous pouvez avoir un bon taux de sucre pour le restant de vos jours – et en apprécier chaque instant !

« Au secours ! Mes passions fatales me reprennent. Que dois-je faire ? »

Cindy est venue me voir un après-midi en urgence, au bord de la crise de nerfs.

« Cindy, que se passe-t-il ? lui ai-je demandé.

– Je suis dans le pétrin, Adele. Et jusqu'au cou.

Après avoir « expédié la balance » – pour découvrir qu'elle avait perdu un kilo –, Cindy s'est assise.

– Alors, qu'est-ce qui vous arrive ? Vous venez de perdre deux livres. Vous devriez être ravie. Pourtant vous êtes dans tous vos états. Je vous en prie, expliquez-moi ce qui se passe.

Cindy a pris une grande inspiration avant de répondre :

– Ce sont les éclairs de la pâtisserie au coin de ma rue. Ils sont sublimes. Cette pâte à chou si moelleuse, avec de la crème au beurre et un glaçage au chocolat bien noir. Je ne pense qu'à ça. Cela fait trois jours que ça m'obsède. Je n'arrive pas à travailler, ni à suivre une conversation. J'ai envie d'un éclair. En fait, je projetais de m'en acheter une demi-douzaine en sortant d'ici. Après tout, je me suis déjà pesée pour la semaine. »

Le cas de Cindy est une situation très courante. Vous avez un bon taux de sucre, vous vous sentez bien, vous perdez du poids et patatras ! L'éclair / le biscuit / la glace / le chocolat / le plat de pâtes vous appelle : « Mange-moi... mange-moi ! »

Alors, commencez par le commencement. Vérifiez votre journal alimentaire. Avez-vous oublié des croque-durs ? Mangé des pâtes en milieu d'après-midi ? Pris un repas ou une collation avec du retard ? Si tout semble en ordre, cela signifie que votre organisme est chimiquement équilibré – et que votre taux de sucre est bon. Si vous n'avez pas vraiment fait d'entorse, cela fait peut-être plusieurs jours que vous êtes au bord de craquer.

Quel est le problème ? De toute évidence, votre *tête de lard* n'y est pas pour rien. Examinez ce qui se passe dans votre vie. Subissez-vous des tensions, chez vous ou au travail ? Anticipez-vous, avec anxiété, un événement à venir ? L'état de Cindy avait une double explication. D'une part, son ex-époux se remariait la semaine suivante et un ami commun assistait à la cérémonie. D'autre part, le président de la firme où elle travaillait devait venir pour rencontrer personnellement chacun des cadres.

Dans une telle situation, n'importe qui aurait envie d'un éclair !

La meilleure solution ? Une fois que Cindy a identifié les mécanismes de sa *tête de lard*, elle avait le choix : elle pouvait s'offrir une récompense non alimentaire ; elle pouvait calmer sa nervosité et sa jalousie en se confiant à quelqu'un ou en écrivant ses sentiments. Si le manque émotionnel était trop fort pour être soulagé par ce type de remèdes, Cindy pouvait changer de technique en repoussant l'échéance : grignoter des carottes en se disant qu'elle prendrait un gâteau plus tard, si elle en avait vraiment envie ; lire un magazine ou appeler un autre ami pour se distraire. Si rien n'y faisait, alors elle pouvait entrer la tête haute dans la pâtisserie, acheter un éclair et en manger une quantité nécessaire et suffisante pour se satisfaire, comme un extra. Mais surtout, elle devait rester forte.

Identifier et reconnaître. Il n'y a rien d'autre à faire. La prochaine fois qu'une fringale se manifeste, pas de bavardage inutile : acceptez-la tout simplement et utilisez les stratégies que vous connaissez pour la dépasser.

« Je m'ennuie. Que puis-je faire ? »

L'ennui est un couteau à double tranchant. D'un côté, il y a l'ennemi physiologique : la mauvaise glycémie. Si vous déstabilisez votre organisme, en vous trompant dans les horaires ou dans les collations, c'est peut-être à cause d'un mauvais taux de sucre. D'où l'apparition de fringales – et, en conséquence, le sentiment de privation donc d'ennui. Ou bien, vous vous êtes fait un « plaisir gourmand » la veille – notamment en consommant plus d'alcool et de sucre que de coutume. Vous pourrez alors être sujet à des pulsions pendant un à deux jours, jusqu'à ce que vous retrouviez un équilibre chimique. Les aliments du Programme ne vous satisferont pas, d'où la sensation de morosité. La solution serait de remplir ce temps de récupération par des satisfactions non alimentaires : massage, achats, match de tennis. Servez-vous de nourritures émotionnelles pour vous distraire.

L'autre côté de la lame, c'est l'ennemi psychologique : la *tête de lard*. Peut-être avez-vous fait exprès de manger la même chose depuis des jours. Il s'agirait alors d'un auto sabotage inconscient, afin de vous dégoûter du Programme et de vous pousser à l'abandonner. Ou c'est peut-être une réalité : vous aimez vraiment manger une tranche de pain avec du fromage allégé, mais au bout de quatre semaines, trop c'est trop. Alors faites des expériences ! Vivez un peu ! Essayez de manger de la dinde au petit déjeuner. Ou un œuf. Ou des céréales sans sucre avec du lait écrémé (un jour sur deux).

Ce régime comporte suffisamment d'aliments pour ne pas s'ennuyer – si c'est ce que vous voulez. Rappelez-vous : de la même façon que vous n'êtes pas obligé de considérer la nourriture comme votre « arme de choix », vous pouvez éviter l'ennui.

« Je vais dîner chez une amie et elle a préparé un plat (très riche) spécialement pour moi. Aidez-moi ! »

Je ne compte plus les fois où j'ai entendu cette phrase. Je donne toujours la même réponse : compliments, compliments, compliments. Qu'il s'agisse, de la part de votre amie, d'un sabotage relevant de la catégorie « Nourriture des autres » ou d'ignorance pure, peu importe : vous pouvez contre-attaquer. Que vous dit votre amie en vous préparant votre plat favori ? Tout simplement : « Je t'aime. Je veux que tu saches combien tu comptes pour moi. C'est pour cela que je t'ai fait ce repas. »

On peut même aller plus loin. Peut-être vous demande-t-elle : « Et toi, tu m'aimes ? »

C'est pourquoi un compliment est la meilleure réponse. Prenez votre amie dans vos bras et dites-lui avec sincérité : « Tu es une cuisinière hors pair et je me sens vraiment bien ici. Tout est parfait. Tu es adorable d'avoir fait tout cela ! En fait, c'est tellement agréable que je n'ai besoin de rien d'autre que de savourer le moment. »

Voici quelques autres tactiques possibles :

- J'ai trop mangé. J'en prendrai plus tard, c'est promis. (Cinq minutes plus tard, tout le monde aura oublié votre promesse.)
- Merci, je t'adore. Je vais en emporter chez moi. Mais je suis au régime et, pour l'instant, je vais très bien. (De vrais amis vous comprendront.)
- J'en prendrai un peu. (Vous le noyez au milieu d'autres aliments dans votre assiette ou vous en prenez une petite cuillerée.)
- Si vraiment vous adorez ce plat, alors autorisez-vous un « plaisir gourmand » et mangez-en autant qu'il *vous* en faut pour être satisfait – et non autant que vous jugez nécessaire pour faire plaisir à votre amie ! Et bien sûr, appréciez-en chaque bouchée.

« Comment savoir quand je dois arrêter de perdre du poids ? »

La réponse à cette question dépend de chaque individu. Lorsque Bonnee a perdu douze kilos, elle s'est rendu compte que ses vêtements la serraient moins. Elle aimait l'image que lui renvoyait son miroir quand elle était toute habillée. « Même mes collants me semblent plus confortables ! » me dit-elle, radieuse.

Bonnee était prête à se maintenir mais non plus à maigrir. Elle se sentait vraiment bien. Elle était remplie d'énergie et avait une totale confiance dans son apparence et dans son style. Elle n'avait plus de raison de perdre davantage de poids.

En revanche, Jack avait maigri de quinze kilos mais continuait de détester son apparence. Il en avait assez d'acheter des vêtements rustiques. Sa tension artérielle était encore élevée. Il voulait encore se délester d'une vingtaine de livres – et cela semblait sensé. Pour faire taire sa *tête de lard*, il se mit à faire de la gym quatre jours par semaine au lieu de trois. Il goûta de nouveaux plats. Il décida d'aller au cinéma voir tous les nouveaux films – et d'assouvir sa faim émotionnelle plutôt que d'alimenter son ventre. Jack avait tout à fait raison de vouloir maigrir encore un peu. Et qui sait ? Quand il aura cinq kilos de moins, peut-être s'arrêtera-t-il, même si, au départ, il comptait en perdre le double.

En d'autres termes, les chiffres inscrits sur la balance ne veulent rien dire. Ce ne sont que des points de repères dans le Programme de cinq jours. Ce qui compte, c'est comment vous vous sentez. Il ne s'agit en aucun cas de vous regarder tout nu devant votre glace, en examinant le moindre de vos bourrelets. L'important, c'est l'image que vous avez de vous-même, lorsque vous marchez dans la rue et que vous apercevez votre reflet dans la vitrine d'un magasin.

« Ouah ! C'est moi ! Je me sens vraiment bien ! »

Une fois que vous vous entendrez dire cela (à vous-même ou à l'un de vos proches), vous saurez qu'il est temps d'arrêter de maigrir.

« *Que pensez-vous des médecines parallèles ?* »

Je n'ai jamais aimé le terme de *parallèle*. Il implique qu'il y a une façon de soigner presque bizarre, en tout cas différente des médicaments et examens classiques. Demandez à un milliard de Chinois si l'acupuncture est une médecine parallèle et ils vous regarderont d'un air interloqué. Les herbes et les infusions sont également utilisées en Orient – et en Europe – comme autrefois, bien avant la découverte des antibiotiques et des rayons X. Même la famille royale de Grande-Bretagne consulte un homéopathe. Les médecines parallèles englobent des disciplines courantes, telles que la nutrition, la diététique et l'exercice physique – qui font toutes partie du Programme de Cinq jours –, et des spécialités moins conventionnelles comme :

- l'homéopathie,
- les massages,
- les vitamines naturelles,
- l'aromathérapie,
- la phytothérapie,
- l'acupuncture,
- la méditation et la visualisation créatrice,
- le yoga,
- les remèdes à base de fleurs.

La scientifique que je suis respecte profondément la technologie moderne. Bien des maladies de la société contemporaine ne pourraient pas être guéries sans les progrès de la médecine allopathique.

Comme pour tout, une combinaison des deux points de vue me paraît la plus efficace pour une existence harmonieuse et productive. Les médecines douces se concentrent sur le bien-être et sur la prévention par l'équilibre alimentaire, l'activité physique et les techniques anti-stress. La médecine standard a pour but de combattre la maladie une fois qu'elle se manifeste.

Ces deux conceptions ont leur utilité. La méthode préventive, basée sur des thérapies « parallèles », empêche le mal de prendre racine. Mais la santé est un domaine complexe et l'apparition d'une maladie dépend d'une multitude de facteurs – génétiques, accidentels ou autres. Alors, en cas de trouble important, il serait irresponsable de ne pas aller voir son médecin pour se faire examiner et avoir un diagnostic professionnel.

« Comment adapter mon régime au décalage horaire, si je voyage en avion ? »

Voici un autre avantage du Programme de cinq jours. Si vous voyagez souvent, pour le plaisir ou les affaires, ma méthode vous aidera à éviter le décalage horaire. Un bon taux de sucre permet de maintenir votre équilibre énergétique et hormonal. En respectant les horaires de vos repas et collations, vous conservez une horloge intérieure constante et stable.

Voici quelques conseils :

Prenez *toujours* votre petit déjeuner avant de monter dans l'avion. On ne sait jamais à quelle heure sont servis les plateaux et il est essentiel pour vous de manger à l'heure. Bien sûr, évitez les cacahuètes, gâteaux, sandwichs et crackers. Il serait dommage de brader une occasion de « plaisir gourmand » pour une pâtisserie industrielle !

Pour contrecarrer les plateaux-repas, apportez vos propres croque-durs : mini-carottes, chou-fleur, radis, une pita fourrée de dinde, tomate et laitue. Emballés dans un sac congélation hermétique, ces aliments vous distrairont d'éventuelles tentations, et constitueront une garantie de ne pas oublier vos collations. De plus, si vous grignotez un légume bien croquant, vous n'aurez plus besoin de mâcher du chewing-gum pour déboucher vos oreilles.

Enfin, n'oubliez pas votre bouteille d'eau. En avion, votre peau et votre corps se déshydratent. Cela peut déstabiliser votre organisme. L'eau vous aidera à conserver un bon équilibre chimique et une peau lisse, sans souffrir du décalage horaire. Certes, on trouve de l'eau minérale dans un avion, mais pourquoi attendre le passage du chariot alors qu'en emportant votre propre réserve, vous pouvez boire la marque de votre choix – quand cela vous chante.

« Je veux toujours perdre les cinq mêmes kilos et je n'y arrive pas. Pourquoi ? »

Combien de fois ai-je entendu cela ! On peut expliquer ce phénomène par des raisons techniques faciles à identifier et à corriger. Ce sont elles qu'il faut examiner en premier. Peut-être exagérez-vous avec vos extra. Peut-être vos portions sont-elles trop importantes. Peut-être ne faites-vous pas assez d'exercice, et donc vous ne métabolisez pas les aliments aussi efficacement que vous devriez. Cela peut provenir d'un mauvais taux de sucre dû à un trop gros repas, qui rend votre organisme paresseux et incapable d'éliminer. Ou au contraire, vous mangez trop peu et votre métabolisme se ralentit pour conserver son énergie. Enfin, ces cinq kilos peuvent constituer un signe de votre intolérance aux hydrates de carbone.

Il peut également s'agir de la *tête de lard*. Certaines raisons émotionnelles nous empêchent de perdre ces dix livres – même si c'est ce que nous désirons par-dessus tout. L'exemple le plus frappant de ce que j'ai baptisé le « syndrome des cinq kilos » est le cas de Samantha. C'était une superbe femme, ancien mannequin, mariée et mère d'une petite fille. La plupart des gens enviaient sa silhouette mais Samantha ne voyait que les cinq kilos qu'elle avait pris durant sa grossesse. Elle pratiquait déjà un entraînement physique sain – escalier électronique, jogging et danse classique – et se lança dans le Programme de cinq jours avec enthousiasme.

Au début, tout allait bien. Elle maigrissait lentement mais sûrement, au rythme d'une livre par semaine. Mais au bout de trois kilos, elle se mit à oublier ses croque-durs, sauter le petit déjeuner et manger après dîner.

Consciente qu'il devait s'agir de sa *tête de lard*, je l'ai poussée à exprimer ses sentiments. Mais elle ne faisait que répéter qu'elle devait perdre cinq kilos. Un point c'est tout. Elle se montrait très péremptoire. C'était comme si ces dix livres avaient un pouvoir magique.

Je savais que cela cachait quelque chose de plus profond. Et Samantha finit par le comprendre aussi. Elle se rendit compte que ces kilos lui évitaient de penser à ses problèmes existentiels, particulièrement ce besoin de se mettre des bâtons dans les roues pour ne pas chercher de meilleur travail et ne pas affronter sa peur de la réussite – et l'inévitable manque d'estime de soi que cela implique. « Je ne mérite pas vraiment de réussir », me dit-elle un jour. Samantha ne perdit jamais ses cinq kilos. Lorsqu'elle obtint sa promotion, elle ne s'en soucia même plus.

Posez-vous les mêmes questions que pour Samantha. Que représentent ces cinq kilos pour vous ? Y a-t-il quelque chose dans votre vie qui vous dérange et qui vous semble trop difficile à affronter ? Rappelez-vous que la nourriture – tout comme le besoin de faire régime – peut constituer une « arme de choix ».

Après mûre réflexion, si vous souffrez encore de votre « syndrome des cinq kilos », je vous conseille fortement de demander à votre médecin traitant l'adresse d'un bon thérapeute.

« Dois-je modifier mon régime en cas de ménopause ? »

Le Programme de cinq jours s'applique à tout le monde, quel que soit l'âge. Il préconise un style de vie sain, valable sur toute une existence. Cela étant, comme la ménopause est souvent associée à une carence en calcium, je recommande d'augmenter votre supplément calcique de 400 mg. Essayez également de consommer des aliments riches en calcium (voir liste au chapitre 3).

Si votre perte de poids hebdomadaire diminue de 250 ou 500 grammes et si vous pratiquez une activité physique régulière, peut-être pourriez-vous envisager un *sevrage des glucides* (voir chapitre 7) pendant une semaine, pour voir si vos fringales disparaissent et si vous vous sentez mieux.

Souvent, les femmes dans la quarantaine ou la cinquantaine qui viennent me consulter n'ont jamais eu de problèmes de poids avant la ménopause. J'ai pu constater qu'elles perdaient facilement leur cinq ou dix kilos de trop si elles suivaient mon programme de *sevrage des glucides*.

Je pense que certaines recherches établiront bientôt une relation entre les fluctuations hormonales liées à la ménopause et le processus chimique inhérent à l'équilibre glycémique.

« Votre Programme réduira-t-il mon syndrome prémenstruel ? »

Et comment ! Quantité de patientes me disent que les symptômes de ce syndrome prémenstruel – ballonnements, irritabilité, crampes – disparaissent ou s'atténuent avec le Programme de cinq jours. Et pour une raison très simple : ma méthode agit sur le système endocrine, qui régule tout notre fonctionnement hormonal. En absorbant des aliments adéquats, vous lui procurez les nutriments nécessaires à la fabrication des hormones et à l'équilibre de votre corps. Cela peut donc supprimer les fluctuations entraînant le syndrome prémenstruel.

Avant vos menstruations, tout votre système se prépare activement, et donc votre taux de sucre chute. En maintenant votre équilibre glycémique, vous favorisez l'élimination des troubles émotionnels. En outre, l'absorption régulière de fruits et de légumes permet de réduire l'œdème (ou gonflement) qui affecte tout votre corps et particulièrement votre poitrine. En minimisant cet inconfort, vous atténuez du même coup votre mauvaise humeur.

Comme pour tout, si vous utilisez les bons ingrédients, vous garantissez la santé de votre système. Si vous mangez bien, votre organisme sera capable de fabriquer les hormones nécessaires pour assurer son équilibre chimique. En alimentant correctement votre corps, vous lui fournissez la possibilité de fonctionner harmonieusement, ce qui amoindrit les désagréments inhérents à votre cycle.

J'utilise souvent cette métaphore pour expliquer à mes patients l'importance d'un bon taux de sucre. La qualité d'un pull dépend de sa matière première. S'il est à 100 % en laine vierge, il tiendra mieux et plus longtemps que s'il est à moitié en polyester. C'est la même chose pour votre corps. Si vous lui donnez de bons aliments de base, il sera d'autant plus efficace. Lui aussi tiendra mieux et plus longtemps – et tous les jours du mois.

« *Comment savoir si ma* tête de lard *implique des pulsions inconscientes ? Comment les découvrir, puisqu'elles sont inconscientes ?* »

Une fois que mes patients ont atteint un bon taux de sucre, nous abordons la question de la *tête de lard* et des éventuels sabotages qui pourraient entraver leur perte de poids. Il est certain que ceux qui me consultent ou m'appellent ont l'avantage de parler à « Adele Puhn en personne ». Mais n'oubliez pas que je suis aussi près de vous, tout au long de ce livre. Relisez le chapitre 5, qui traite exclusivement de la *tête de lard*. Examinez de nouveau les résultats de votre test. Essayez de voir si votre manque émotionnel s'exprime davantage lorsque vos efforts pour maigrir commencent à être récompensés, ou si vous craquez plutôt avant une réunion familiale, ou si vous puisez dans la nourriture une forme de réconfort quand vous êtes anxieux, déprimé ou surmené.

Voici un autre conseil que je donne à mes patients : fermez les yeux et visualisez votre « famille imaginaire ». Ne vous sentez pas inhibé. Cela ne regarde que vous. Essayez de penser à une situation familiale qui vous procure un sentiment de bien-être, de sécurité, de plénitude. Vous êtes dans les bras de votre mère, ou votre père vous aide à faire vos devoirs, ou votre frère/sœur vous rend le pull, l'argent ou le jeu qu'il/elle vous a emprunté la veille. Imaginez l'expression de leur visage, leurs paroles, l'amour qui se reflète dans leurs yeux et dans leurs sourires, la chaleur et le réconfort qui s'en dégagent.

À présent, ouvrez les yeux et demandez-vous si cette famille imaginaire est éloignée de la réalité. Si c'est le cas, vous essayez peut-être de recréer cette image de rêve dans vos amitiés et vos amours. Comme vous n'avez jamais reçu ce dont vous aviez besoin étant enfant, vous continuez de tout faire pour l'obtenir, inconsciemment et en vain. Vous recherchez encore ce qui vous manque depuis toujours. Mais comme il s'agit d'un schéma irréaliste et irrationnel, vous serez toujours déçu – et vous aurez recours à la nourritue pour éloigner de vous la souffrance, la rage et le sentiment de perte.

Cela peut vous paraître de la psychologie à la petite semaine, mais je vous assure que ce type de mécanisme est bien plus fréquent que vous ne le croyez. Si le fait de penser à votre « famille imaginaire » provoque en vous du chagrin, des larmes ou une réaction de déni, il est très possible que vous tentiez de combler ce vide en mangeant.

Si c'est le cas, vous ne pourrez pas régler ce problème sans difficulté ni sans douleur, et encore moins tout seul. Je vous conseille alors fortement de consulter un thérapeute qui vous aidera à mieux comprendre et dépasser votre *tête de lard.*

« ***Puis-je consommer des aliments autres que ceux que vous préconisez ?*** »

Rappelez-vous toujours : le début du Programme de cinq jours n'est qu'un entraînement pour la période d'entretien. Cette méthode est un mode de vie et non un moment d'égarement provisoire, en attendant de retourner à vos anciennes habitudes.

Kate, une de mes patientes, était peintre et dotée d'un fabuleux sens de l'humour. Elle avait perdu dix-sept kilos grâce à mon Programme, faisait de l'exercice cinq jours par semaine et combattait sa *tête de lard* en utilisant des compensations émotionnelles pour soulager son besoin de réconfort et de sécurité. Rien ne semblait pouvoir se mettre en travers de sa réussite. D'ailleurs on venait de lui proposer un poste lucratif de rédactrice dans un magazine de mode.

Sauf que... Sans en parler avec moi (elle savait très bien que j'allais « dégonfler sa baudruche » et lui montrer l'aspect autodestructeur de son comportement), elle avait un « projet plus important ». Au plus profond d'elle-même, Kate n'avait pas changé. Une fois ses dix-sept kilos perdus, elle décida qu'elle était une personne mince, qu'elle n'avait plus besoin de faire régime, ni de lire les articles de magazine sur la diététique et les graisses. Elle pouvait manger ce qu'elle voulait et en savourer chaque bouchée.

Elle avait foncièrement raison. Comme vous le savez maintenant, j'insiste pour que mes patients mangent ce qu'ils désirent et qu'ils en apprécient chaque morceau, en s'autorisant un ou deux « plaisirs gourmands » hebdomadaires. Mais il ne faut pas oublier la fin de la phrase, vous la connaissez bien et elle est essentielle : *une fois que le taux de sucre est stabilisé.*

Le problème, c'est que Kate commença à grignoter, à s'autoriser des biscuits et des plats cuisinés en dehors des limites fixées par le programme. Sa glycémie se dérégla. Pommes et carottes disparurent de son réfrigérateur.

Résultat : Kate reprit sept kilos et revint me voir. Nous avons commencé à examiner ce qui se passait en elle. Elle se rendit vite compte qu'elle devait accepter de devenir responsable de sa santé et de son bien-être. Le choix d'un mode de vie sain n'est pas une condamnation à mort. Comme la décision d'arrêter de fumer. Il s'agit d'une affirmation positive de soi-même, de ses valeurs et de sa conception de l'avenir.

S'approprier le Programme de cinq jours signifie en respecter les principes alimentaires la plupart du temps et s'en éloigner de moins en moins souvent. Les moments où vous ne suivez pas ses lignes directrices deviennent l'exception et non la règle. Lorsque ce programme est vraiment le vôtre, vous traversez des périodes de plus en plus longues sans déstabiliser votre taux de sucre. Cela ne veut pas dire que d'un coup de baguette magique, vous vous transformez en Sharon Stone ou Richard Gere. (D'ailleurs je vous garantis que ces vedettes suivent un régime en permanence, s'entourent de leur entraîneur personnel et d'un cuisinier spécialisé dans les préparations sans matières grasses et mènent une existence remplie de récompenses non alimentaires.)

Certains de mes patients ne se rappellent pas comment ils en sont arrivés là. Une fois parvenus à la période d'entretien, ils ne se souviennent plus de ce qu'ils ont fait et accompli. Ils oublient qu'un bon taux de sucre est leur meilleur ami pour la vie.

« *Quelles vitamines et quels minéraux me faut-il ? Dans quels aliments puis-je les trouver ?* »

Le Programme de cinq jours est le résultat de nombreuses années d'expériences et de recherches. Je l'ai moi-même pratiqué et j'ai minutieusement suivi tous mes patients, pour sans cesse le redéfinir, l'affiner et le rendre cohérent, sain et efficace.

Si vous choisissez les aliments listés dans le chapitre 3, vous absorberez une part importante de votre ration quotidienne de vitamines et minéraux. Ajoutez à cela un complexe polyvitaminé et un supplément de calcium-magnésium et vous aurez une couverture de base. Chaque individu a des besoins particuliers et devrait consulter un nutritionniste pour les évaluer de façon plus exhaustive.

J'ai également intégré à cet ouvrage une liste des vitamines et minéraux contenus dans divers aliments (Appendice A). Vous pouvez vous y référer pour plus amples informations.

Comme chaque être humain est différent, je vous conseille fortement de demander l'avis de votre médecin traitant avant d'entreprendre ce programme d'amaigrissement (ou n'importe quel autre).

« *Mes amis me disent toujours que ça suffit maintenant. Et je commence à être d'accord avec eux !* »

Il est difficile de viser un but quand tout le monde vous dit que vous l'avez déjà atteint. Recevoir des compliments, c'est merveilleux et, dans un monde idéal, cela vous aide à réaffirmer vos objectifs et à renforcer votre conviction. Malheureusement, les saboteurs sont toujours à l'affût de la moindre faiblesse et il n'existe pas de plus grande tentation pour une *tête de lard* que ce « Ça suffit maintenant ! » Oui, j'ai vu des patients perdre pied : des truffes dansaient dans leur tête, le champagne et la corbeille de pain leur faisaient de l'œil au restaurant, sans parler des pâtes au déjeuner, au dîner et même comme collations.

Alors arrêtez-vous une seconde. Réfléchissez. Identifiez les problèmes – et les solutions. Acceptez les compliments avec tout le bien-être et la fierté qu'ils vous procurent. Mais n'oubliez pas qu'en vous appropriant le Programme de cinq jours, vous vous en êtes fait un ami et un soutien pour toujours. Une alimentation saine et un bon entraînement physique n'impliquent pas de vous priver à tout jamais de truffes ou de pâtes. Cela signifie simplement de faire des choix.

Si ce « ça suffit maintenant » ne correspond pas à l'objectif que *vous* vous êtes fixé, alors continuez. Mon programme d'entretien est à votre disposition lorsque vous – et personne d'autre – aurez décidé que « ça suffit maintenant ».

ÉPILOGUE

Vous n'en croirez pas vos yeux

Comme l'écrit Oscar Wilde : « S'aimer soi-même, c'est le début d'une histoire d'amour qui durera toute une vie. » Cette phrase recèle une vérité profonde.

Mais cet amour fondamental, primordial et apparemment si accessible est le plus difficile à atteindre. Nous avons tous notre propre manière de le maintenir à l'écart, que ce soit par l'excès de poids, par le doute ou par des actes qui blessent plus qu'ils ne guérissent.

L'amour d'autrui doit être précédé par l'amour de soi. Si l'on ne s'aime pas soi-même, comment aimer les autres ? Et, pour aller plus loin, comment croire que quelqu'un puisse nous aimer ?

Le Programme de cinq jours est une méthode concrète. Ce n'est pas un tour de magie ni une expérience mystique. Il offre des moyens sensés et scientifiques de se débarrasser des fringales, de perdre du poids et de se sentir merveilleusement bien. Mais ce ne sont que des mots *jusqu'à ce que vous décidiez de les appliquer*.

C'est alors que le Programme de cinq jours devient davantage qu'un simple régime.

Il devient un acte d'amour.

Une affirmation de soi.

Une nouvelle force.

Vous avez décidé d'apporter un changement positif à

votre vie. Vous avez fait le choix d'une existence saine, pleine et dynamique.

Vous avez fait tout cela. Oui, vous.

Tout a commencé lorsque vous avez acheté ce livre, lorsque vous avez découvert le programme et les raisons qui vous poussent à mal manger, lorsque vous avez appris que vous pouviez intégrer cette méthode à n'importe quel mode de vie, fuseau horaire, milieu social. Tout a commencé avec ces cinq jours qui vous ont apporté le bien-être comme jamais auparavant. Soudain, vous avez eu une lueur d'espoir : après toutes ces années, vous découvrez que, si vous n'avez jamais réussi à suivre un régime, ce n'est pas parce que vous n'êtes pas assez motivé ou pas assez fort ; c'est à cause de votre constitution chimique et d'un ventriloque sournois appelé « hypoglycémie ».

Puis l'espoir devient plus perceptible. Oui, cette fois, cela va marcher. Je peux être en bonne santé et déborder de vitalité. Je peux devenir mince.

Je peux faire en sorte que cela marche.

Moi.

Mon programme vous offre tout cela, à savoir la raison et le choix.

Et autre chose encore : l'amour. Une histoire d'amour avec votre propre santé, votre propre dynamisme, votre propre force, et pour la vie. Comme des milliers de mes patients et moi-même l'avons découvert, le Programme de cinq jours vous donne simplement la faculté de vous aimer vous-même.

C'est pourquoi, d'une certaine façon, cette méthode peut être qualifiée de miraculeuse.

Alors, à votre nouvelle vie !

Aux miracles !

À l'amour !

Avec mes vœux les plus chaleureux de bonheur pour vous tous,

Adele Puhn.

APPENDICE A

Vitamines et minéraux contenus dans les aliments

VITAMINE A (Bêtacarotène)
Utilité : Santé des tissus, de la peau, des cheveux et des muqueuses. Vision de nuit. Essentielle pour une croissance et une reproduction normales.
Sources alimentaires : Légumes oranges, tels que les potirons, patates douces et carottes. Légumes vert foncé tels que les brocolis, épinards, haricots verts, choux et salades. Melon. Pommes. Choux-fleurs. Poires. Fromages (même allégés ou à 0 %). Lait. Tofu. Jaunes d'œufs. Abricots.

VITAMINE B1 (thiamine)
Utilité : Bonne pour le métabolisme, car elle permet de puiser de l'énergie dans les hydrates de carbone. Santé nerveuse et musculaire, y compris celle du système nerveux central et du cœur. Aide à combattre la fatigue et l'irritabilité.
Sources alimentaires : Viande, en particulier de porc. Tofu. Céréales, riz et pains complets. Légumineuses et haricots secs. Graines de tournesol. Noisettes.

VITAMINE B2 (riboflavine)
Utilité : Bonne pour le métabolisme, car elle permet de puiser l'énergie contenue dans les aliments. Clarté de la vision, santé des cheveux, peau et ongles. Essentielle pour la croissance.
Sources alimentaires : Poulet, dinde et autres volailles. Tous les poissons. Haricots secs. Noisettes. Graines de tournesol. Fromages (à 0 % ou allégés). Œufs. Lait. Tofu. Yaourt nature.

Céréales, riz et pains complets. Légumes à feuilles vertes, tels que les épinards, brocolis et choux. Algues.

VITAMINE B3 (niacine)
Utilité : Efficacité du métabolisme. Santé de la peau et des cheveux. Croissance saine et entretien des tissus de l'appareil digestif. Stimule la circulation sanguine.
Sources alimentaires : Veau. Porc. Poulet, dinde et autres volailles. Tous les poissons. Noisettes. Graines de tournesol. Légumineuses, telles que les lentilles. Légumes à feuilles vertes, tels que les épinards, brocolis, choux et salades. Céréales, riz et pains complets. Lait. Produits à base de soja. Œufs.

ACIDE PANTOTHÉNIQUE
Utilité : Aide les glandes surrénales à fabriquer la quantité nécessaire d'hormones en cas de stress. Santé des cheveux, de la peau et des nerfs.
Sources alimentaires : Noisettes. Tous les haricots, tels que les Soissons. Lentilles. Dinde, poulet et autres volailles maigres. Lait. Lait de soja. Tofu. Tempeh.

VITAMINE B6
Utilité : Aide à métaboliser les graisses. Facilite la décomposition des protéines pour permettre la croissance des tissus. Aide le foie à libérer le glycogène. Facilite la production de globules rouges. Aide à réguler l'équilibre des fluides dans l'organisme.
Sources alimentaires : Graines de tournesol. Tous les haricots secs. Lentilles. Dinde, poulet et autres volailles maigres. Légumes à feuilles vertes, tels que les épinards, brocolis, choux, choux-raves et salades. Tous les fruits et légumes prescrits dans le Programme de cinq jours.

VITAMINES B12
Utilité : Facilite la production de globules rouges. Aide à la fabrication du matériel génétique des cellules. Stimule la croissance. Aide à métaboliser les aliments. Santé du système nerveux.
Sources alimentaires : Viandes rouges. Dinde, poulet et autres volailles maigres. Porc. Cottage cheese. Veau. Fromages (à 0 % ou allégés). Tous poissons. Crustacés tels que le homard ou les crevettes. Lait. Lait de soja. Tofu. Tempeh. Yaourt nature à 0 %. Œufs.

BIOTINE
Utilité : Aide à métaboliser les aliments. Permet une production efficace d'énergie.

Sources alimentaires : Pratiquement tous les aliments prescrits dans le Programme de cinq jours, en particulier les œufs.

ACIDE FOLIQUE
Utilité : Facilite la production de globules rouges. Aide à métaboliser les protéines. Essentiel en cas de grossesse, pour la division des cellules.
Sources alimentaires : Légumes à feuilles vertes, tels que les épinards, brocolis, choux, choux-raves et salades. Tous les haricots secs et les pois chiches. Lentilles. Haricots verts. Céréales, riz et pains complets. Tous les fruits, notamment les oranges, melons, pommes, poires et fraises.

VITAMINE C
Utilité : Essentielle pour la santé des dents, des os, de la peau et des tissus cellulaires. Aide à la guérison des hématomes, bosses et coupures. Stimule le système immunitaire. Permet à l'organisme d'absorber et d'utiliser le fer. Antioxydant permettant au corps de « retenir » les molécules de radicaux libres qui, si elles circulaient librement, provoqueraient un vieillissement prématuré.
Sources alimentaires : Agrumes, tels que les oranges et pamplemousses. Fraises. Melons. Légumes vert foncé, tels que les épinards, haricots verts, brocolis, choux-raves et mini concombres. Choux-fleurs. Poivrons (rouges, verts, jaunes et noirs). Tomates. Pommes de terre. Patates douces. Poires. Pommes. Carottes. Chou cru.

VITAMINE D
Utilité : Essentielle pour la santé des dents et des os. Aide à réguler le métabolisme (en particulier les laitages).
Sources alimentaires : Lait écrémé. Lait de soja. Yaourt nature à 0 %. Cottage cheese. Fromage (même à 0 % ou allégé). Tofu. Tempeh. Thon. Jaunes d'œufs. Poissons gras, tels que le saumon et les sardines.

VITAMINE E
Utilité : Antioxydant permettant au corps de « retenir » les molécules de radicaux libres, qui, si elles circulaient librement, provoqueraient un vieillissement prématuré.
Sources alimentaires : Huile, notamment d'olive, de carthame et de canola. Graines de tournesol. Tous les poissons et crustacés. Germes de blé. Céréales, riz et pains complets. Légumes à feuilles vertes, tels que les épinards, brocolis, choux et choux-raves.

VITAMINE K
Utilité : Essentielle à la coagulation du sang.
Sources alimentaires : Légumes à feuilles vertes, tels que les épinards, brocolis, choux et choux-raves. Choux-fleurs. Tofu.

CALCIUM
Utilité : Essentiel pour la santé des os, dents et muscles. Bonne coagulation sanguine. Stabilité du système nerveux.
Sources alimentaires : Lait écrémé. Lait de soja. Cottage cheese. Fromages (même à 0 % ou allégés). Tofu. Tempeh. Légumes à feuilles vertes, tels que les épinards, brocolis et choux. Légumineuses, telles que les lentilles, haricots et pois. Graines de tournesol et de sésame. Patates douces. Betteraves. Yaourt nature à 0 %. Mesclun. Fenouil. Algues et varechs. Tous les poissons et fruits de mer, notamment les coquilles Saint-Jacques, crevettes, sardines et saumons.

PHOSPHORE
Utilité : Santé des dents et des os. Essentiel dans la fabrication du matériel génétique, des membranes cellulaires et des enzymes nécessaires à la digestion et au métabolisme. Équilibre du métabolisme.
Sources alimentaires : Viandes rouges. Veau. Dinde, poulet et autres volailles maigres. Tous les poissons, notamment les saumons, truites et cabillauds. Lait écrémé. Lait de soja. Cottage cheese. Fromages (à 0 % ou allégés). Œufs. Graines de tournesol. Céréales, riz et pains complets. Germes de blé. Artichauts. Poires. Tous les fruits et légumes prescrits dans le Programme de cinq jours.

MAGNÉSIUM
Utilité : Santé des os. Régulation de la température du corps. Permet la libération de l'énergie stockée dans les muscles. Santé du système cardio-vasculaire. Régulation de l'humeur. « Tranquillisant naturel. »
Sources alimentaires : Céréales, riz et pains complets. Légumes à feuilles vertes, tels que les épinards, brocolis et choux. Tous les haricots et légumes, notamment les lentilles et les Soissons. Tofu. Tempeh. Tous les poissons. Viandes rouges maigres. Dinde, poulet et autres volailles maigres. Beurre de cacahuète naturel sans sucre. Pêches. Nectarines.

SODIUM
Utilité : Équilibre des fluides. Santé du système nerveux.
Sources alimentaires : Tous les aliments prescrits dans le Pro-

gramme de cinq jours fournissent une ration quotidienne suffisante de sodium.

POTASSIUM
Utilité : Équilibre des fluides. Essentiel pour la santé du système cardio-vasculaire et nerveux. Facilite le métabolisme et la libération de l'énergie des aliments.
Sources alimentaires : Tous les aliments prescrits dans le Programme de cinq jours. Particulièrement abondant dans les fruits, haricots secs, légumes et viandes maigres.

CHLORE
Utilité : Facilite la fabrication des sucs gastriques. Nécessaire à une bonne digestion.
Sources alimentaires : Tous les poissons et crustacés. Lait écrémé. Lait de soja. Cottage cheese. Œufs. Viandes rouges. Veau. Porc. Dinde, poulet et autres volailles maigres.

FER
Utilité : Essentiel à la fabrication des globules rouges, particulièrement de l'hémoglobine qui transporte l'oxygène dans tout le corps. Donne de l'énergie et une peau saine.
Sources alimentaires : Porc. Viandes rouges. Céréales, riz et pains complets. Toutes les légumineuses, notamment les lentilles. Dinde, poulet et autres volailles maigres. Tous les poissons et crustacés, particulièrement les palourdes et praires. Tofu. Noix.

CUIVRE
Utilité : Essentiel à la fabrication des globules rouges, particulièrement de l'hémoglobine qui transporte l'oxygène dans tout le corps. Contribue à la santé des os, du système nerveux et de l'appareil circulatoire.
Sources alimentaires : Céréales, riz et pains complets. Céréales et pains au blé complet. Sarrasin. Crustacés. Noix. Graines de tournesol. Toutes les légumineuses, notamment les lentilles et les pois. Légumes à feuilles vert foncé, tels que les choux, épinards et brocolis. Pruneaux.

ZINC
Utilité : Favorise la sécrétion hormonale, la production équilibrée d'insuline, la fabrication du sang, la coagulation, la santé des tissus et de la peau. Soutient le système immunitaire.
Sources alimentaires : Céréales, riz et pains complets, particulièrement le riz brun. Graines de tournesol. Dinde, poulet et autres

volailles maigres. Tous les poissons et crustacés, particulièrement les praires, palourdes et huîtres. Toutes les légumineuses, y compris les lentilles. Viandes rouges maigres.

IODE
Utilité : Bon fonctionnement de la thyroïde.
Sources alimentaires : Tous les poissons et crustacés. Algues, notamment les varechs. Cottage cheese. Lait écrémé. Lait de soja. Fromages (à 0 % ou allégés). Pains au blé complet.

FLUOR
Utilité : Santé des dents et des gencives.
Sources alimentaires : Tous les poissons et crustacés. Thé. Certaines eaux minérales (voir l'étiquette).

CHROME
Utilité : Facilite la production d'énergie et le métabolisme des graisses.
Sources alimentaires : Viandes maigres. Tous les poissons et crustacés. Céréales, riz et pains complets. Poulet maigre. Œufs.

SÉLÉNIUM
Utilité : Antioxydant permettant au corps de « retenir » les molécules de radicaux libres qui, si elles circulaient librement, provoqueraient un vieillissement prématuré. Soutient le système immunitaire
Sources alimentaires : Tous les poissons et crustacés. Viandes et volailles maigres. Céréales, riz et pains complets. Oignon et ail.

MANGANÈSE
Utilité : Stimule l'activité des enzymes
Sources alimentaires : Céréales, riz et pains complets. Tous les fruits et légumes prescrits dans le Programme de cinq jours, particulièrement les épinards.

MOLYBDÈNE
Utilité : Stimule l'activité des enzymes. Favorise la santé dentaire.
Sources alimentaires : Tous les légumes et haricots. Porc maigre. Légumes à feuilles vert foncé, tels que les épinards, le chou, la salade et les brocolis. Tomates. Lait écrémé. Céréales, riz et pains complets. Carottes. Potirons. Germes de blé. Fraises.

APPENDICE B

Journal alimentaire : tableau

DATE	/	/	/
JOUR	LUNDI	MARDI	MERCREDI
PETIT DÉJEUNER	HEURE :	HEURE :	HEURE :
CROQUE-DUR	HEURE :	HEURE :	HEURE :
CROQUE-DUR	HEURE :	HEURE :	HEURE :
DÉJEUNER	HEURE :	HEURE :	HEURE :
CROQUE-DUR OU DOUX	HEURE :	HEURE :	HEURE :
CROQUE-DUR OU DOUX	HEURE :	HEURE :	HEURE :
DÎNER	HEURE :	HEURE :	HEURE :
COMMENTAIRE			

/	/	/	/
JEUDI	VENDREDI	SAMEDI	DIMANCHE
HEURE :	HEURE :	HEURE :	HEURE :
HEURE :	HEURE :	HEURE :	HEURE :
HEURE :	HEURE :	HEURE :	HEURE :
HEURE :	HEURE :	HEURE :	HEURE :
HEURE :	HEURE :	HEURE :	HEURE :
HEURE :	HEURE :	HEURE :	HEURE :
HEURE :	HEURE :	HEURE :	HEURE :

Appendice C

Journal alimentaire exemple sur une semaine

DATE	14/08	15/08	16/08
JOUR	LUNDI	MARDI	MERCREDI
PETIT DÉJEUNER	HEURE : 7 h 15 eau 1 tranche de pain complet 1 tranche de jambon dégraissé	HEURE : 7 h 20 eau 1 œuf coque 4 mouillettes	HEURE : 7 h 20 tisane 1 tasse de fromag[e] blanc 1/2 tasse de frais[es] 1 tasse de cor[n] flakes
CROQUE-DUR	HEURE : 9 h 00 1 pomme	HEURE : 9 h 00 1 café 2 carottes	HEURE : 9 h 30 1 poire
CROQUE-DUR	HEURE : 10 h 45 10 radis	HEURE : 11 h 00 1 pomme	HEURE : 11 h 30 fenouil
DÉJEUNER	HEURE : 12 h 30 salade composée : laitue, tomates, poivron, céleri, chou-fleur, thon, 1 cuiller à soupe de vinaigrette	HEURE : 12 h 30 1 Wasa saumon grillé salade de chou-fleur cuit, 1 cuiller à soupe de vinaigrette	HEURE : 13 h 00 1 tranche de pa[in] complet escalope de dind[e] épinards à la crèm[e] à 15 % M.G.
CROQUE-DUR OU DOUX	HEURE : 15 h 30 1 pêche	HEURE : 15 h 30 2 prunes	HEURE : 15 h 30 1 tasse de fra[m]boises
CROQUE-DUR OU DOUX	HEURE : 18 h 30 chou-fleur cru	HEURE : 18 h 30 10 radis	HEURE :
DÎNER	HEURE : 19 h 30 poulet grillé haricots verts en salade 1 cuiller à thé de vinaigrette	HEURE : 20 h 00 haricots blancs salade niçoise sans anchois	HEURE : 20 h 30 thon en boîte [au] naturel ratatouille, 1 cuil[ler] à thé d'huile d'ol[ive]
COMMENTAIRE	Suis allée travailler à pied. Un bon coupe-faim !	Dur, dur, mais les collations m'ont aidée	Oublié la collati[on] de 18 h. Résult[at] : un paquet de b[is]cuits à 22 h

17/08	18/08	19/08	20/08
JEUDI	VENDREDI	SAMEDI	DIMANCHE
HEURE : 7 h 15 1 tranche de pain de seigle 1 portion de tomme à 20 %	HEURE : 7 h 20 eau 1 tranche de jambon de dinde 1 tranche de pain aux céréales	HEURE : 10 h 30 café 1 tasse de rice-crispies 1 tasse de lait écrémé	HEURE : 8 h 30 Ricoré 1 œuf coque 1/8 de baguette 1 tasse de framboises
HEURE : 9 h 30 1 pomme	HEURE : 8 h 45 café 1 pomme	HEURE :	HEURE : 9 h 30 course à pied 1 pomme
HEURE : 11 h 00 2 tiges de céleri	HEURE : 11 h 00 chou-fleur cru	HEURE :	HEURE : 11 h 00 radis
HEURE : 13 h 00 1 Wasa langoustines pochées poireaux cuits dans 1 cuiller à thé d'huile d'olive	HEURE : 12 h 30 filet de poisson à la vapeur endives braisées, 1 cuil. à thé d'huile d'olive 1 tranche de pain complet	HEURE : 12 h 30 1 douzaine d'huîtres 1 tranche de pain de seigle 1 salade verte, 1 cuiller à soupe de vinaigrette	HEURE : 13 h 00 1 tranche de saumon fumé 1 salade niçoise 1 tranche de pain complet
HEURE :	HEURE : 15 h 00 1 brugnon	HEURE : 15 h 00 1 pomme	HEURE : 15 h 00 1 pêche
HEURE :	HEURE : 18 h 00 10 mini-carottes	HEURE : 18 h 00 1 fenouil	HEURE : 18 h 00 2 carottes
HEURE : 20 h 00 repas chinois poulet chop suey, riz brun Pellegrino	HEURE : 19 h 30 lentilles, riz brun cuit, salade d'endives 1 cuiller à soupe de vinaigrette	HEURE : 21 h 00 Restaurant : 1 steak grillé 1 salade composée de légumes verts, 1 cuillère à soupe de vinaigrette	HEURE : 20 h 00 Pellegrino Pâtes au pistou Salade de mesclun 1 cuillère à thé vinaigrette 1 tasse de myrtilles
Oublié mes collations. Encore craqué sur des gâteaux après dîner. Malin !	J'ai une pêche d'enfer. Je me sens légère et intelligente !	J'ai mangé régime, mais que du bon ! Bon moral.	Du sport et des bonnes choses. Je continue en deuxième semaine.

APPENDICE D

Astuces pour cuisiner les légumes

Après avoir lu ce livre, vous vous doutez bien que j'adore les légumes. C'est vrai. Je les aime autant que le champagne ou les gâteaux – mais pour d'autres raisons.

J'adore les légumes parce qu'ils me font du bien.

Les croque-durs ne m'aident pas seulement à contrôler mes niveaux de glycémie, si je les mange en quantité correcte et aux heures conseillées, ils sont aussi pleins de vitamines et minéraux essentiels au fonctionnement sain de l'organisme.

Voici quelques astuces pour rendre vos légumes savoureux, faciles à grignoter et réellement source de plaisir.

ASTUCES POUR LES LÉGUMES CRUS

1. Achetez un économe. Vous pourrez éplucher vos légumes en un temps record.
2. Préparez vos salades à l'avance, dans un grand récipient en plastique hermétique. Achetez quelques cœurs de laitue, de mesclun ou de romaine. Séparez les feuilles et lavez-les. Égouttez-les et placez-les dans votre récipient. Durant la semaine, si vous voulez manger une salade verte, vous n'avez qu'à ouvrir votre récipient, prendre une poignée de feuilles et le tour est joué.
3. Les supermarchés et épiciers spécialisés s'adressent

aujourd'hui aussi aux adultes soucieux d'une alimentation saine. Achetez vos croque-durs déjà épluchés, découpés et prêts à manger : mini-carottes, chou-fleur, chou rouge râpé. Vous pouvez aussi acheter de la salade toute prête. Il existe toute une gamme de légumes vendus en barquettes. (Comme ils ne sont pas lavés avant d'être découpés, il est essentiel de les passer à l'eau avant de les manger.) Certains restaurants offrent également un buffet de crudités, ce qui est très pratique.

4. Goûtez différentes sortes de légumes : les mini-aubergines, toutes les variétés de champignons, les poireaux. Faites griller une gousse d'ail, c'est délicieux, goûteux, mais pas trop fort.

Astuces pour les légumes cuits

1. Faites griller des tranches d'oignon, d'aubergine, de tomate et de courgette. Badigeonnez-les d'huile d'olive et ajoutez l'assaisonnement de votre choix. Faites-les cuire jusqu'à ce qu'elles soient tendres.
2. Préparez des champignons de Paris sous le gril de votre four. Saupoudrez-les d'ail et faites-les cuire à 350 degrés. Aussi curieux que cela puisse paraître, ils prendront alors un délicieux goût de viande ou de poisson.
3. Employez des légumes frais chaque fois que c'est possible. Ils coûtent peut-être plus cher mais ils valent bien tout l'argent que vous dépensiez en glaces, biscuits et pâtisseries.
4. Rendez les légumes crus plus digestes en les faisant blanchir. Trempez vos légumes lavés dans une casserole d'eau bouillante. Attendez une ou deux minutes. Plongez-les dans de l'eau glacée, puis retirez-les. L'eau froide arrête la cuisson et permet aux légumes de garder leur couleur – vous n'aurez pas l'impression de manger des légumes de la veille ! Ils seront un peu moins durs et plus faciles à avaler.
5. Pensez aux légumes comme sauce pour accompagner les pâtes (seulement au dîner !), le riz ou la semoule. Cela

constituera un plat délicieux (et vous aurez même l'impression de manger quelque chose de très calorique !).

Voici quelques recettes que j'ai mises au point dans ma cuisine, au fil des années. Elles m'ont permis d'aimer les légumes. J'espère qu'elles vous y aideront aussi.

Plat aux légumes et aux haricots

Ce plat, entre un chili con carne et une sauce, est délicieux avec du riz ou de la semoule.

Pour 4 personnes.

Dans une grande poêle, faites sauter :
1 cuiller à soupe d'huile d'olive,
2 gousses d'ail émincées,
1 gros oignon finement coupé.

Laissez brunir puis ajoutez :
2 boîtes de 250 g de haricots noirs,
2 tiges de céleri émincées,
1 cuiller à soupe de persil haché,
1 poivron vert coupé en dés,
épices de votre choix (coriandre, herbes de Provence).

Laissez mijoter 15 minutes, en remuant de temps en temps.

Servez sur du riz.

Ratatouille spéciale

J'adore ce plat parce que vous pouvez y mettre tous les légumes que vous avez sous la main. Ils ont tous bon goût lorsqu'on les fait mijoter avec de la tomate et du basilic. On peut aussi manger ce plat comme une soupe, pour réchauffer nos longues soirées d'hiver : il suffit d'ajouter un peu plus d'eau. On peut y verser deux ou trois gouttes de Tabasco et le servir froid, comme une variante de gaspacho. Autre suggestion : ce plat est délicieux avec une pomme de terre au four.

Pour 4 à 6 personnes.

Dans une grande poêle, faites sauter :
2 gousses d'ail émincées,
1 gros oignon en lamelles.

Lorsque le mélange devient translucide, ajoutez :
1 poivron vert émincé,
1 tige de céleri émincée,
1 courgette moyenne en tranches,
1 aubergine en dés,
2 tomates fraîches grossièrement coupées,
2 boîtes de 500 g de tomates pelées entières (sans sucre ajouté),
2 carottes en rondelles,
1 poignée de haricots verts,
1 poignée de brocolis grossièrement coupés,
1/2 tasse à thé d'eau,
3 cuillers à soupe de basilic frais, lavé et émincé.

Couvrez le tout et laissez mijoter 20 minutes au moins, en mélangeant de temps en temps. Ajoutez de l'eau si nécessaire. Assaisonnez à votre convenance avant de servir sur des pâtes.

Aubergine farcie

Pour moi, cette recette ressemble à un plat rustique. Une demi-aubergine constitue un délicieux repas végétarien. Nul besoin d'accompagnement. Un couteau et une fourchette suffisent (ainsi que votre appétit, bien sûr !).

Préchauffez le four à 350 degrés.

Coupez une grosse aubergine en deux, dans le sens de la longueur.

Piquez l'intérieur avec une fouchette.

Posez les deux moitiés à l'envers, sur une serviette en papier (pour éviter l'amertume).

Faites cuire l'aubergine sur le feu pendant 20 minutes (ou jusqu'à ce que la chair soit tendre).

Pendant ce temps, coupez les légumes suivants en morceaux, dans un grand saladier :

1 courgette moyenne,
4 tomates épépinées,
1 poivron jaune,
1 poivron vert,
2 poireaux,
2 gousses d'ail émincées,
6 champignons.

Lorsque les aubergines sont prêtes, laissez-les refroidir.

Quand elles sont à une température supportable pour vos mains, séparez-en la chair et coupez-la en morceaux que vous ajoutez dans le saladier. Vous aurez alors deux « coquilles » d'aubergine.

Ajoutez au mélange dans le saladier :

1/4 de tasse à thé d'huile d'olive,
3/4 de tasse à thé de miettes de pain complet ou de germes de blé,
1 œuf battu.

Divisez le contenu du saladier en deux quantités égales que vous versez dans chacune des « coquilles » d'aubergine.

Saupoudrez-les de miettes de pain ou de chapelure.

Ajoutez un peu de gruyère ou de parmesan râpé.

Mettez le tout au four pendant 30 minutes, jusqu'à ce que les légumes soient tendres (vérifiez avec une fourchette) et que le dessus soit brun.

Accompagné d'une salade, ce plat constituera un savoureux repas pour deux.

Plat de légumes au four

Si vous utilisez cette recette en accompagnement, vous pouvez régaler 6 à 9 personnes. Ajoutez-y une tasse à thé de pâtes, riz, pommes de terre ou légumes féculents (maïs, potiron, pois) ou deux portions de fromage par personne et vous obtenez un délicieux plat principal.

Préchauffez le four à 350 degrés.

Mettez les légumes suivants dans un grand saladier :
1 petit chou-fleur en morceaux,
1 courgette moyenne en tranches d'un demi-centimètre,
1 courge en tranche d'un demi-centimètre,
1 tasse à thé de haricots verts coupés en morceaux,
1 poivron rouge coupé en morceaux ou en rondelles,
1 poivron jaune coupé en morceaux ou en rondelles,
2 carottes moyennes en tranches d'un demi-centimètre,
8-10 tomates-cerises,
6-8 petits oignons blancs pelés,
2-4 gousses d'ail pelées et coupées en dés.

Portez à ébullition, dans une casserole moyenne :
1 boîte de bouillon de poule ou 1 boîte et demie de bouillon de légumes sans matières grasses,
1/2 cuiller à thé d'estragon,
1/2 cuiller à thé de marjolaine ou de sarriette,
1/3 de tasse à thé d'huile d'olive.

Versez ce mélange chaud sur les légumes.

Étalez le tout de façon régulière dans un plat à four. Couvrez avec un couvercle ou une feuille d'aluminium. Laissez cuire 1 heure, en arrosant une ou deux fois durant la cuisson.

Essayez cette recette avec vos légumes préférés ou des féculents différents, tels que les lentilles ou la semoule.

BIBLIOGRAPHIE

Almada, Anthony, « Sweet Talk and Bittersweet Truths », *Natural Healing*, mars 1992.

Baar, Karen, « Time for a Fitness Pyramid? Extra Benefits from Exercise at Any Age », *The New York Times*, 29 mars 1995.

Babayan, Suren, « Women May Have to Exercise Longer than Men : Study », *Reuters*, 24 août 1995.

Beck, Melinda, et al., « The Losing Formula », *Newsweek*, 30 avril 1990.

Brody, Jane, « Moderate Weight Gain Risky for Women, a Study Warns », *The New York Times*, 14 septembre 1995.

Califano, Julia, « Ready for the Runaway », *Heart & Soul*, 1er juin 1995.

Chernin, Kim, *The Hungry Self : Women, Eating and Identity*, New York : Harper & Row, 1985.

Chisholm, Patricia, « Obesity Increases in U.S. », *Harvard Heart Letter*, vol. 5, 1er novembre 1994.

Colbin, Annemarie, *Food and Healing*, New York : Ballantine Books, 1986.

Ellis, Kenneth, « Body Composition, Obesity, and Weight Loss », *Journal of the American College of Nutrition*, vol. 13, n° 3, juin 1994.

Etewiler, Donnell, « Give Yourself a Healthy Reward When You Achieve Goals », *Diabetes in the News*, vol. 13, 1er novembre 1994.

Giller, Robert M. – Matthews, Kathy, *Natural Prescriptions : Dr. Giller's Natural Treatments & Vitamin Therapies for More Than 10 Common Ailments*, New York : Ballantine Books, 1994.

Goddard, Mary S. – Young, Gloria – Marcus, Robert, « The Effect of Amylose Content on Insulin and Glucose Responses To Ingestes Rice », *The American Journal of Clinical Nutrition*, vol. 39, mars 1984.

Heck, Traci et al., « What is Exercise Enjoyment? A Qualitative Investigation of Adult Exercise Maintainers », *Wellness Perspectives*, vol. 10, 1er septembre 1993.

Hirsch, Cheryl, « Blood Sugar and Brain Function », *Medical Nutrition*, été 1989.

Hollis, Judi, *Fat and Furious*, New York : Ballantine Books, 1994.

Jaret, Peter, « The Way to Lose Weight », *Health*, janvier-février 1995.

Jenkins, David, et al., « Nibbling Versus Gorging : Metabolic Advantages of Increased Meal Frequency », *New England Journal of Medicine*, vol. 321, n° 14, 5 octobre 1989.

Jenkins, Nancy Harmon, « Shopping for Rice Is No Longer a Simple Choice », *The New York Times*, 29 mars 1995.

Kennedy, Carol, et al., « A Comparison of Body Image Perceptions of Exercising and Nonexercising College Students », *Wellness Perspectives*, vol. 11, 1er avril 1995.

Nowlan, Mary Hegarty – Hiser, Elizabeth, « The Hungry Mind », *Eating Well*, mai-juin 1995.

O'Rahilly, S., et al. « Insulin Resistance as the Major Cause of Impaired Glucose Tolerance : A Self-Fulfilling Prophecy ? » *Lancet*, vol. 344, 27 août 1994.

Rees, Michael, « Treat Obese Patients with Empathy and Emphasis on a Healthy Life-Style », *Modern Medicine*, vol. 63, 1er juillet 1995.

Rickabaugh, Tim, « If at First You Don't Succeed, Try Weight Loss Again and Again », *Diabetes in the News*, vol. 14, 1er mars 1995.

Rippe, Dr. James M., assisté de Karla Dougherty, *The Polar Fat Free and Fit Forever Program*, New York : Fireside, 1994.

Rippe, Dr. James M. – Ward, Ann, assistés de Karla Dougherty, *The Rockport Walking Program*, New York : Fireside, 1989.

Robb-Nicholson, Celeste, « Strength Training », *Harvard Women's Health Watch*, vol. 2, 1er mai 1995.

Roth, Geneen, *Feeding the Hungry Heart : The Experience of Compulsive Eating*, New York : Signet, 1982.

Roth, Geneen, *When Food Is Love : Exploring the Relationship Between Eating and Intimacy*, New York : Dutton, 1991.

Roth, Geneen, *Why Weight ? A Guide to Ending Compulsive Eating*, New York : Plume, 1989.

Shapiro, Laura, « Food Lover's Guide to Fat », *Newsweeek*, 5 décembre 1994.

Shimer, Porter-Bean Adam, « Speedwork Speeds Fat Loss », *Runner's World*, vol. 30, 1er avril 1995.

Smith, Barbara, « Sweet Addictions », *The Nutrition Report/Health Media of America*, vol. 12, n° 3, mars 1994.

Smith, Sally, « The Great Diet Deception », *USA Today Magazine*, 1er janvier 1995.

Toufexis, Anastasia, « The New Scoop on Vitamins », *Times*, 6 avril 1992.

Travis, J., « Mice Reveal Another Genetic Clue to Obesity », *Science News*, vol. 147, 3 juin 1995.

Ulene, Dr. Art, *The Nutribase Guide to Carbohydrates, Calories & Fat in Your Food*, Garden City, N.Y. : Avery Publishing Group, 1995.

Ulene, Dr. Art, *The Nutribase Guide to Fat & Cholesterol in Your Food*, Garden City, N.Y. : Avery Publishing Group, 1995.

Williams, Bryan, « Insulin Resistance : The Shape of Things to Come », *Lancet*, vol. 334, 20 août 1994.

À PROPOS DE L'AUTEUR

ADELE PUHN est conseiller en nutrition depuis dix-huit ans et consulte à New York et à Great Neck (Long Island). Ses patients relèvent aussi bien des personnages « Riches et Célèbres » (sans citer de noms) que des gens ordinaires.

Elle a obtenu une maîtrise en biologie médicale et un diplôme de nutrition clinique. En outre, elle peut se prévaloir du titre de nutritionniste décerné par la faculté américaine de nutrition ; elle a récemment été nommée conseil en nutrition auprès de l'association Self-Help, qui aide les familles de mères malades du sida. Elle donne également de nombreuses conférences et séminaires, et travaille en collaboration avec divers centres de soin et établissements scolaires de Long Island. Ses recherches sur la nutrition et la perte de poids lui ont valu d'être citée dans des magazines tels que *Mirabella*, *Harper's Bazaar* et *The Wall Street Journal*.

Adele Puhn vit, en compagnie de son époux, dans le quartier de Kensington, à Great Neck (Long Island). Ses enfants – aujourd'hui adultes – viennent souvent la voir et n'ont pas de fringales de sucre quand ils sont chez elle !

INDEX DES NOMS CITÉS

M

N

O

P

Y

Z

Cet ouvrage a été réalisé par la
SOCIÉTÉ NOUVELLE FIRMIN-DIDOT
Mesnil-sur-l'Estrée
pour le compte des Éditions J.-C. Lattès
en mars 1997

Imprimé en France
Dépôt légal : mars 1997
N° d'édition : 97068 – N° d'impression : 37865